Die Geschichte der Veterinär-Embryologie

mit 18 Abbildungen

von

Clemens Knospe

Clemens Knospe

Copyright © 2016, 2017 Clemens Knospe
Alle Rechte vorbehalten
jede Haftung ausgeschlossen.

ISBN-10: 1533190909
ISBN-13: 978-1533190901

Umschlagsabbildung „Embryo" von Arwed Knospe
Bibliographische Informationen der Deutschen Nationalbibliothek verzeichnet diese Publikation in der Deutschen Nationalbibliothek; detaillierte bibliographische Daten sind im Internet über http://dnb.d-nb.de abrufbar
verwendete Schriftart: Garamon

INHALT

1	Einleitung	7
2	Die frühe Entwicklungslehre	9
3	Die Entwicklung der Embryologie	13
4	Der Aufschwung im 19. und 20. Jahrhundert	19
5	Die moderne Embryologie	26
6	Schlußbetrachtung	42
7	Bildnachweis	44
8	Namensverzeichnis	45
9	Literaturverzeichnis	48
10	Stichwortverzeichnis	50

VORWORT

Es gibt drei große Gebiete der Embryologie: die Humanembryologie, über die schon vielfältig berichtet wurde, die vergleichende Embryologie, besser vergleichende Entwicklungsgeschichte, da hauptsächlich Nichtsäuger der Gegenstand der Untersuchung von Zoologen sind, und die Veterinär-Embryologie, eine vergleichende Embryologie der Haustiere, deren Geschichte hier mit ihren wichtigsten Ereignissen dargestellt werden soll. Natürlich hat es in der Antike noch keine Veterinäre in heutigen Sinn gegeben, doch der Begriff hat sich zur Abgrenzung zu den anderen Gebieten bewährt.

München im Mai 2016

1 EINLEITUNG

Die ersten Untersuchungen von Tierkörpern und tierischen Embryonen und Feten sind schon in archaischen Zeiten durch Jäger und Schamanen gemacht und mit den Beobachtungen von Schwangerschaft und Geburt beim Menschen verglichen worden, doch wahrscheinlich aus ethischen Gründen, der Furcht vor dem Geist der Verstorbenen, hat man nur in Ausnahmefällen schwangere Frauen, Leichen oder Aborte untersucht, denn, daß in dieser Zeit schon transzendentale Vorstellungen existierten, zeigen uns Bestattungen aus dieser Zeit (Abb.1). Die Verwendung von Ocker und die spezielle Lagerung der Toten sprechen für eine Ehrfurcht vor den Verstorbenen. Ähnliche Rituale kennt man auch noch heute bei ursprünglich lebenden Völkern in Afrika und Asien. Auch wenn man das noch keine Wissenschaft in unserem Sinne nennen kann, sind aber schon Tiere und tierische Embryonen untersucht worden.

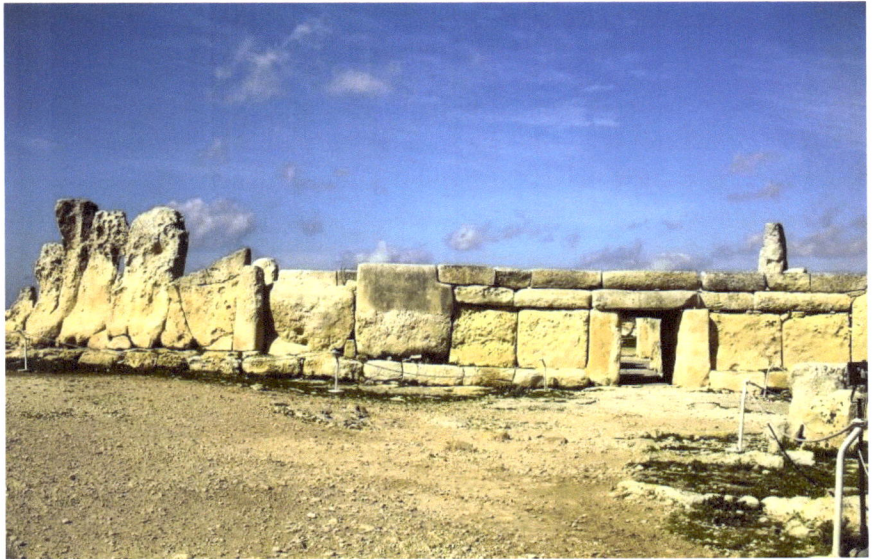

Abb. 1: Megalithische Tempelanlage von Hagar Qim auf Malta mit Kultanlagen und Kultgräbern, die zwischen 3600-2500 v. Chr. erbaut wurden.

Erst in den frühen Hochkulturen entstand eine Art Wissenschaftlichkeit, zumindest eine Art Systematik der Untersuchung, als durch Priester bei rituellen Schlachtungen eine Beschau mit Vorhersagen in einer ganz besonderen Vorgehensweise durchgeführt wurden. Weniger systematisch, aber sicher nicht ohne Erfahrungsberichte, haben auch Hirten Beobachtungen bei der Geburt und Schlachtung ihrer Tiere gemacht. In dieser Zeit werden auch Menschen untersucht: Verstorbene, Gefangene und zum Tode Verurteilte.

In der Antike sind Sektionen, sogar Vivisektionen und Abtreibungen üblich gewesen. Das zeigen neben den schriftlichen Quellen auch erste Begriffsbildungen wie Amnion (Schafshaut) oder Embryon für die ungeborene Leibesfrucht (wörtlich: im Inneren, Vorborgenen keimen). In dieser Zeit sind die Wissenschaftler noch Universalgelehrte, keine allein einem Gebiet verpflichtete Universitätsprofessoren. So ist noch keine Trennung zwischen Human- und Veterinärembryologen oder Zoologen möglich, auch wenn die Untersuchungen an Tieren älter als die am Menschen sind.

In der Postantike und im frühen Mittelalter vom 5. bis zum 15. Jahrhundert tritt wieder ein Sektionstabu für den Menschen auf, das erst mit dem Beginn der klassischen Wissenschaften an den neugegründeten Hochschulen und Universitäten allmählich aufgehoben wird.

Indem sich die modernen Wissenschaften an den Hochschulen entwickelten, entstand aus der anfänglichen unterschiedlich religiös-philosophisch beeinflußten vorwissenschaftliche Entwicklungslehre die wissenschaftliche Embryologie.

Ihren großen Aufschwung erlebte die Embryologie mit der Einführung der Mikroskopie im späten 19. und frühen 20. Jahrhundert. Kölliker teilt nun die Embryologie, Haeckel folgend, in die Ontogenese als Individualentwicklung und die Phylogenese (Zoo- und Phytogenese) als Stammesentwicklung ein. Er unterscheidet auch zwischen der reinen Deskription, der vergleichenden Analyse und der experimentellen Embryologie wie sie von Wilhelm Roux betrieben wurde (Kölliker, 1881).

Von der Entwicklung neuer Methoden lebt auch die heutige, moderne Embryologie, die weitgehend die reine Deskription verlassen hat, aber mit ihren experimentellen Methoden erst am Beginn weiterer Fortschritte steht.

2 DIE FRÜHE ENTWICKLUNGSLEHRE

Berichte über die ersten systematischen Untersuchungen an Embryonen sind uns aus antiken Kulturen bekannt und sehr gut von Girod dargestellt worden, dessen wesentliche Punkte ich hier ausführe (Näheres siehe Girod 1982). Dabei spielen vorkolumbianisch-amerikanische und die meisten asiatischen Kulturen wegen des Sektionstabus kaum eine Rolle, während an erster Stelle die griechische-, weniger die ägyptische-, hebräische-, persische-indische- und japanische Kultur zum Wissen beigetragen haben.

Zu den ältesten Schriften zählt der Tierpapyrus von Kahun aus dem 5. Jahrtausend v. Chr. (Fröhner, 1952). In der Bibel sind die ägyptischen Plagen mit interessanten Angaben zur Tiermedizin und im Talmud Tierbehandlungen beschrieben. Im Zweistromland begann die Tierheilkunde mit der Domestizierung vieler Haustiere. Späteres Zeugnis davon ist unter Anderem die berühmte Gesetzesstele des Hammurabi 2000 v. Chr..

In Indien wird im Arthrasastra schon eine postmortale Untersuchung (Asumritaka-pariksa) empfohlen. Die Weden sehen männliche und weibliche Rasa als Voraussetzung für die Befruchtungen an (Rigweda I, 105, 2). Im Hastjajurweda des Palakapja wird über den Bau und die Gavidität des Elefanten geschrieben, wie schon der griechische Gesandte in Indien, Megasthenes berichtet.

In Griechenland (Abb. 2) haben zunächst die Götter das Tabu gebrochen, so die Berichte über Apollon, der seinen Herausforderer, den Satyr Marsyas, ob seines Frevels gehäutet hatte. Asklepios wurde durch Schnittentbindung seiner schon toten Mutter zur Welt gebracht. Hermes selbst hatte ihn seiner Mutter Koronis, der Tochter des thessalischen Königs Phleges aus dem Leib geschnitten, so wie er später auch Bacchus zur Welt brachte. Defacto also der erste "Kaiserschnitt", der erst durch Cäsars Entbindung so genannt wurde. Danach konnte auch der Mensch zum Messer greifen. Und das tat er auch, wie uns Homer berichtet. Bei Ausgrabungen in Schliemanns Troja wurden Reste von abgetrieben Feten oder Kaiserschnitten von 4-6 Monaten Entwicklung gefunden.

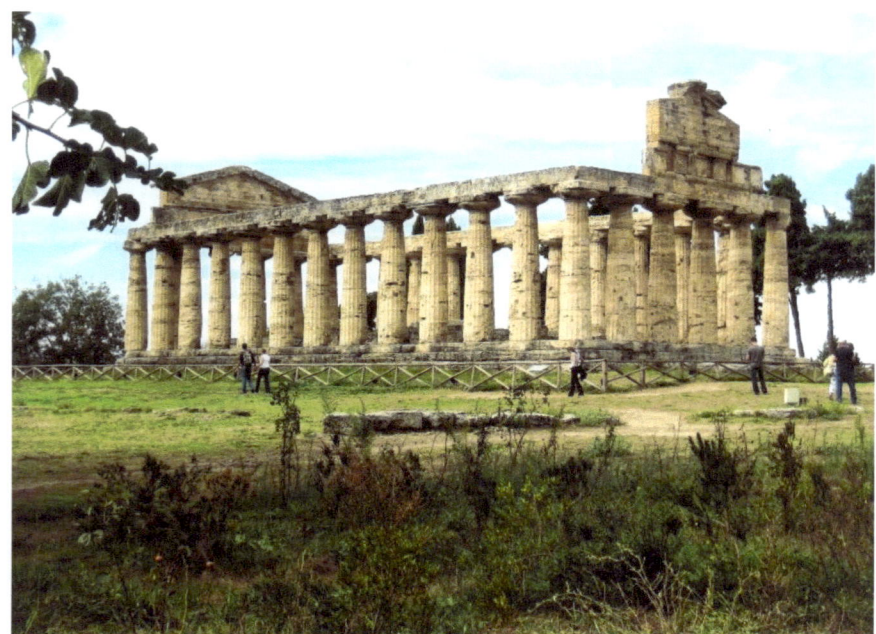

Abb. 2: Athenatempel in der Apoikia Paestum, um 600 v. Chr. gegründet.

Thales von Milet (630-531 v. Chr.) hat nach seinen ägyptischen Reisen eine berühmte Schule gegründet, in der auch wissenschaftliche Untersuchungen von Tierkörpern vorgenommen wurden.

Als erste schriftliche Schilderung embryologischer Befunde nennt Girod Aratos „Phänomene", die der Astronom am Hof Ptolemaios Philadelphos (im 3. Jahrhundert v. Chr.) in Alexandrien niederlegte. Doch auch wenn die Schriften vieler frühen Pioniere verloren gegangen sind, haben sich ihre Beiträge durch die Kommentare anderer Denker erhalten, wie die folgenden Angaben, die Sournia et al. (1982) machen, zeigen. So hat schon im 5. Jahrhundert vor der Zeitenwende Anaximander, ein Schüler von Thales, phylogenetische Überlegungen angestellt und bei der Entwicklung des Menschen eine Umhüllung wie bei Fischen gefunden. Und Alkmaion von Kroton (570-500 v. Chr.), einer von der ersten Generation von Pythagoreern, führte Sektionen an Tierkadavern durch, beschrieb Blutgefäße und das Auge, untersuchte verschiedene Embryonen und glaubte, das sie sich über die gesamte Oberfläche ernähren. Die Plazenta entdeckt erst Empedokles. Das Geschlecht sollte durch das Verhältnis von männlichem und weiblichem Samen bestimmt werden, während Philolaos 550 v. Chr. die

Wärme des Samens und der Gebärmutter für den Beginn des Lebens voraussetzt.

Parmenides als Mitglied der Eleatischen Schule beschreibt, daß männliche Nachkommen aus dem rechten Hoden, weibliche aus dem Linken befruchtet werden und sich mit dem weiblichen Samen jeweils im rechten bzw. linken Teil des Uterus entwickeln. Das wird später auch von Democrit postuliert, während Anaxagoras nur den männlichen Samen für wichtig hält.

Empedokles, der mit seinem Gesetz der Anziehung und Abstoßung schon die Evolution andeutet, hat bereits Doppelmißbildungen und embryonale Entwicklungsstadien für seine Atmungstheorie beschrieben. Auf ihn geht auch höchstwahrscheinlich der Begriff Amnion zurück, das er schon grob beschreibt. Auch Hippon von Rhegion (470-400 v. Chr.) und Diogenes von Apollonia (460-377 v. Chr.) haben sich schon ausgiebig mit der Embryologie befaßt.

Wichtigste Vertreter des klassischen Zeitalters sind ohne Zweifel Hippokrates und Aristoteles. Hippokrates hat viele Schriften hinterlassen, die zusammen mit Autoren seiner Schule zum Corpus Hippocraticum zusammengefaßt worden sind. In den gynäkologischen Traktaten finden wir zum ersten Mal den Begriff Überfruchtung und in weiteren Traktaten über die Zeugung, Embryotomie und die Entstehung des Neugeborenen, wobei Analogien zur Flora und zur Entwicklung von Hühnchen im Ei gezogen werden.

Aristoteles (384-322 v. Chr.), der als Begründer der Naturwissenschaften gilt, klassifiziert in seiner Historia animalium Tiere anhand ihres anatomischen Baues (von den Driesch, 1998). Der Embryo, der ein Produkt von männlichen Samen und weiblichem Mentruationsblut sein soll, entwickelt nach seiner Beobachtung als erstes Organ das Herz. Die Embryonen sind von zwei Häuten umgeben, dem Amnion und dem Chorion.

In der nachklassischen Zeit ist Asklepiades (120-91 v. Chr.) zu nennen, der in Rom mit der Transformationstheorie eine Abstammungslehre als Vorläufer von Lamarck und Darwin aufstellt.

Ebenfalls in Rom, unter Kaiser Claudius, schrieb Athenaios von Attaleia 30 Werke, unter anderem über Embryologie. Leider sind sie verschollen.

Galen aus Pergamon (131 n. Chr.) führte unter Kaiser Mark Aurel öffentliche Sektionen durch. Oreibasios faßte 325 n. Chr. viele der Werke Galens und Anderer zu einer großen medizinischen Sammlung von 70 Büchern, deren Bände 21 und 22 auch die Anatomie und Embryologie betreffen, zusammen. Leider sind nur noch 25 seiner Werke erhalten. Mit ihm endet die Embryologie der Spätantike.

3 DIE ENTWICKLUNG DER EMBRYOLOGIE

Das Wissen der Spätantike wurde mit dem Niedergang Roms, der Völkerwanderung und dem Aufstieg des Christentums aus religiösen und politischen Gründe nur noch in Resten weiterverbreitet und rein spekulativ bearbeitet. Wissenschaftliche Untersuchungen an Kadavern und menschlichen Embryonen waren wieder obsolet. Erst mit der Gründung von besonderen Klosterschulen, Hochschulen und schließlich Universitäten im 13. Jahrhundert (Bologna 1219) kam allmählich wieder Wissenschaft mit dem Studien antiker Quellen und den nun verfügbaren arabischen Übersetzungen und neu aufgenommenen Naturbeobachtung zurück.

Die medizinische Hochschule von Salerno ist dafür ein Beispiel. Noch galt das Sektionsverbot. Doch Meister Copho sezierte statt menschlicher Leichen Schweine und verfaßte dazu eine Anatomie, deren Handschrift bis heute in der Münchener Staatsbibliothek aufbewahrt wird (Leclainche, 1982). Sein Kollege Meister Urso schrieb eine vergleichende Embryologie. Erst im Mai 1308 erlaubte der venezianische Senat eine jährliche, öffentliche Leichenöffnung (Fröhner, 1937). Doch 1325 verbot Papst Bonifaz VIII. erneut diese Sektionen. So war die wissenschaftliche Anatomie und Embryologie mit echter Befunderhebung am Präparat zunächst nur an Tieren möglich, was man aber leider meist nur den Stallmeistern überließ. Die neu übersetzten Klassiker der Antike trugen auch kaum dazu bei, eigene Befunde zu erheben. Immerhin wird dabei der Begriff Embryologie 1502 zum ersten Mal in *„Expositio super capitula de generations embryonis III canonis seu XXV Avicennae"* von Thomas von Garbo, dem Leibarzt von Ludwig von Bayern verwendet (Girod, 1982).

Rühmliche Ausnahme war das Universalgenie Leonardo da Vinci. Er hat Embryonen vom Menschen und verschiedenen Tieren untersucht und seine Studien zum Pferd sollen die Grundlage des Werkes des Bologneser Senators Carlo Ruini (Anatomia des cavallo, infermita et rimedii, Venedig 1610) gewesen sein, was neuerdings bezweifelt wird (von den Driesch, Peters, 2003).

Einige Anatomen bildeten Tierembryonen ab, wie Bartolomea Eustachius, der Schafs- und Hundefeten zeigte (1552), oder Girolamo

Fabricio, ein Schüler Fallopius, der Padua lehrte und in seiner „De formato foetu" (1600) Mäuse-, Pferde-, Rinder-, Schafs-, Schweine-, Hunde- und Haiembryonen und 1601 auch Hühnerembryonen zeigt. Doch über eine reine Beschreibung gehen diese Werke nicht hinaus (von den Driesch, 1998). Das gleiche gilt für Spigelius „De formato foetu" von 1631, oder Harveys „Exercitationes de generatione animalium" von 1651. Auch Needham schreibt 1667 ein „De formato foetu" und Swammerdam zeigt in seiner Biblia naturae 1675 die Entwicklung des Frosches. Der berühmte Malphighi, der schon viele Feinstrukturen beschrieben hatte, brachte auch zwei embryologische Arbeiten zur Entwicklung des Hühnchens heraus (De formatio pulli in ovo, 1673 und De ovo incubato observationes, 1687) doch seine Befunde deutete er als Präformation des Eies.

Wie in dem vorherigen Kapitel beschrieben ist, war schon in der Antike die Entstehung des neuen Lebens ein Objekt der Spekulation gewesen, ohne jedoch Lösungen zu bringen. Erst einfache Mikroskope brachten die Entdeckung der Spermien. Ob wir nun Hartsoecker (1672) oder van Leeuwenhoek (1677) die Entdeckung zuschreiben, spielt keine Rolle, denn beide erkannten noch nicht die wirkliche Bedeutung der Befunde. Es war erst van Beneden 1883, der die Spermien als haploide Gamete erkannte (Girod, 1982). Die Eizellen wurden noch später entdeckt, obwohl schon 1497 Mathieu de Gradibus die Ovarien erkannt und benannt hatte. Harvey (1651) beobachtete bei einem selbst erlegten Reh einen Embryo in seinem Fruchtsack, hielt es jedoch für das Ei, ebenso Reinier de Graaf (1672), der an menschlichen Ovarien als erster die Follikel beschrieb, doch meinte die Eier zu sehen. Tatsächlich sahen erst von Haller und Kuhlemann (1763), als sie Follikel und ihre Ovulation von Kaninchen, Hund, Schaf und Mensch untersuchten, die Eier, doch auch sie erkannten nicht die eigentliche Eizelle und ihre Befruchtung.

Die jahrhundertelange Suche nach den Gameten brachte nicht nur zahlreiche Fehldeutungen, sondern auch viele Spekulationen über die Befruchtung und die erste Entwicklung. Alle, die ausgehend von den antiken Thesen über männlichen und weiblichen Samen glaubten, der Embryo entwickle sich aus dem männlichen Samen, waren die Animalculisten (z.B. Leeuwenhoek, Boerhave, Leipnitz), während die Ovisten (z. b. Harvey, Malpighi, Swammerdam, Spallanzani, Ch. Bonnet, von Haller) glaubten, der Embryo gehe aus dem Ei hervor. Für die Animalculisten diente das Ei nur der Ernährung, für die Ovisten löste das Spermium nur die Entwicklung des Eies durch seine Aura seminalis aus.

Heute erscheinen uns diese erbitterten Kämpfe, die beide Lager führten, absurd. Doch man muß bedenken, daß Trembley (1740) mit seiner Entdeckung der Regeneration von Teilen des Süßwasserpolypen zu neuen Tierchen, ohne Eier und ohne Spermien und die Entdeckung der Jungfernzeugung der Blattlaus ohne männliches zutun durch Christian Bonnet ebenfalls im 18. Jahrhundert beide Lager mit neuen Argumenten befeuerte. Einziger Visionär war de Maupertius, der 1754 die Vermischung beider Samen für nötig hielt.

Buffon (1707-1788) versuchte einen Ausweg mit seiner Theorie des Panspermatismus zu finden, der kleinste Teilchen als Ursprung des Lebens sah. Auch Needham (1713-1781) und Oken stützten eine Urzeugung aus zerfallenden Substanzen.

Lange Zeit hatten die Animalculisten die besseren Argumente, denn Hartsoeker und Andere hatten den Homunculus schon in der Samenzellen beschrieben. So war es eine Sensation als Spallanzani (1768) mit seinen Experimenten am Frosch bewies, daß die Froscheier zwar durch den männlichen Samen befruchtet werden müssen, damit sie sich entwickeln, doch wie die Ovisten sah er bereits einen vorgefertigten Fötus im Ei, also eine Präformation.

Eine ganz neue These vertrat Caspar Friedrich Wolff 1768/1769 in seiner Arbeit „Über die Bildung des Darmkanals im bebrüteten Hühnchen." Er fand den Primitivstreifen, aber keinen vorgebildeten Embryo und die Ausbildung der verschiedenen Organe geschah bei seiner Untersuchung nicht gleichzeitig, sondern in Abhängigkeit, schrittweise. Damit war die Grundlage für Harveys Epigenese geschaffen, ein Meilenstein der Embryologie. F. Meckel (1781-1833) übersetzt seine Werke und sein Schüler Pander macht sie bekannt. Auch Blumenbach (1789-1791) in Göttingen trat mit seiner Schrift „Über den Bildungstrieb" für eine Epigenese ein.

Große Seuchenzüge und die Notwendigkeit die Kavallerie in Kriegen zu versorgen, veranlaßte die Landesfürsten Veterinärschulen und Viehseuchenkassen zu gründen. Die erste Veterinärschule entstand in Frankreich: Lyon (1762). Die erste deutsche Veterinärschule wurde 1771 in Göttingen gegründet (Vollmerhaus et al., 2009, siehe auch folgende Angaben). Damit trennen sich Medizin und Veterinärmedizin, auch wenn bis heute in beiden Bereichen über die Entwicklung von Haustieren geforscht wird. Das läßt sich in Göttingen beispielhaft erkennen. Hier hatte Johann Christian Erxleben Medizin und Naturwissenschaften studiert. Durch Bekanntschaft mit dem Freiherr von Sind wird Erxleben angeregt die Tierheilkunde zu bearbeiten. Er hält ab 1769 eine Vorlesung zur Tierheilkunde und wird deshalb mit dem Aufbau einer Schule betraut. Als er 1777 stirbt, ist mit Conrad Hennemann nur vorübergehend, bis 1786 ein Ersatz da.

Ulrich Friedrich Hausmann studiert von 1794-1797 unter Havemann und Bock in der Tierarzneischule Hannover. Als 1801 sein Lehrer Bock stirbt und ihm Bocks Nachfolge angeboten wird, wechselt er 1797 nach Berlin zu Naumann, um sich für diese Nachfolge das erforderliche Wissen anzueignen. Danach geht er 1802 nach Göttingen, um bei Blumenbach und Gmelin seine Studien abzuschließen. Da hört er von der der Göttinger Tierarzneischule, doch inzwischen hat man die Schule zugunsten der Tierarzneischule Hannover geschlossen und in Göttingen nur ein Institut für Tierarznei fortgeführt. So entscheidet sich Hausmann schließlich für Hannover und etabliert dort neben der Anatomie die Embryologie als eigenes Lehrfach, denn seit seiner Göttinger Zeit forscht er auch auf diesem Gebiet. Damit ist Hausmann der Vater der Veterinärembryologie (Vollmerhaus et al., 2009).

Vorher wurde die Entwicklungsgeschichte zum Teil mit der Anatomie, zum Teil mit den klinischen Fächern gelesen. Bis heute führen diese embryologischen Kapitel in anderen Lehrfächern ein Eigenleben wie die Knochenentwicklung, die Zahnentwicklung, die Magen- und Darmentwicklung, die Bildung des Harn- und Geschlechtsapparats und die Entwicklung des Nervensystems bei der Anatomie, die Besprechung von Zyklus, Ovulation, Eizellen und Befruchtung bei der Gynäkologie, die Besprechung der Samenzellen und des Spermas bei der Andrologie und die Besprechung der Frühentwicklung, des Graviditätsnachweis, der Fruchthüllen, des Nabelstrangs und der Plazenta bei der Geburtshilfe. Neuerdings werden auch in der Tierzucht embryologische Lehrinhalte vermittelt.

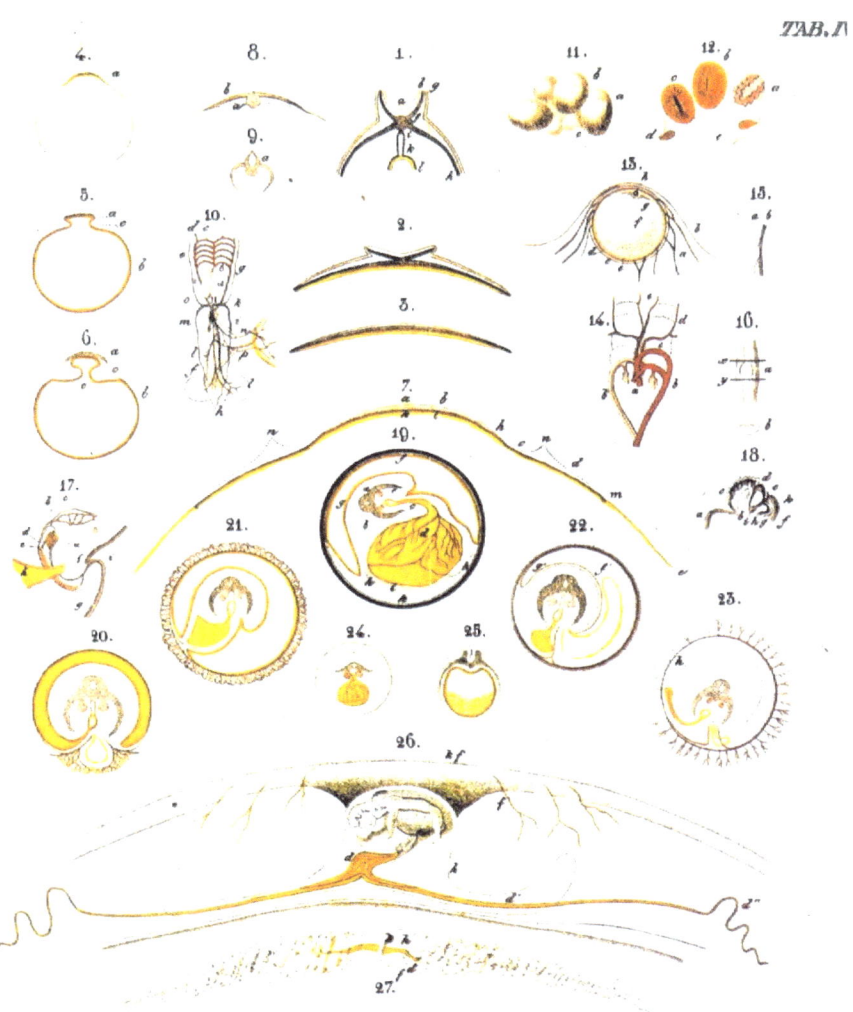

Abb. 3: Bildtafel aus den Arbeiten Karl Ernst von Baer, die schon neuzeitlich anmutet.

Hausmann wurde 1802 in Hannover eingestellt, 1814 zum 2. Lehrer neben Havemann, und 1819 zum 1. Lehrer gemacht (Vollmerhaus et al. 2009). Seine Arbeiten an Eizellen und Fruchtblasen sind richtungsweisend. Sein Sohn Johann Peter Wilhelm Hausmann, der ebenfalls Hilfslehrer in Hannover ist, wird nach dem Tod seines Vaters entlassen, während der Schüler Hausmanns Friedrich Günther noch ein Buch der Geburtshilfe (1830) herausbringt, sich dann aber mehr mit der Chirurgie befaßt. So schläft die Embryologie in Hannover wieder ein. Doch Hausmann hat ein Echo hinterlassen, denn angeregt von Blumenbach hat er die Eizelle genau beschrieben. Dafür erhält er 1822 mit seiner Arbeit „Von der Entstehung des wahren weiblichen Eies bei den Säugetieren" von der Königlichen Societät der Wissenschaften in Göttingen den ersten Preis (Vollmerhaus et al. 2009).

Auf Wolffs Arbeiten aufbauend, insbesondere dem Begriff Keimblatt, schaffte Pander (1794-1865) auch die Theorie der Keimblätter, die von Baer, sein Kollege, fortsetzt. Carl Ernst von Baer beschreibt wie schon Hausmann Eizelle und Follikel genau. In seinem „De ovi mammalium et hominis generis" (1827) werden sogar die Eier verschiedener Tierarten und ihre Entwicklungsstadien verglichen (Abb. 3). Seine 2-bändige „Entwicklungsgeschichte der Thiere," (1828-37) sei das beste Embryologiewerk seiner Zeit, so Kölliker. Zusammen mit Theodor Schwann und seiner Zelltheorie stellen sie die Basis für den Aufschwung der Embryologie im späten 19. und frühen 20. Jahrhundert dar.

4 DER AUFSCHWUNG IM 19. UND 20. JAHRHUNDERT

Mit der Wolffschen Entdeckung der Keimblätter und ihrer Beschreibung von Pander und von Baer war die Präformationstheorie weitgehend verlassen. Selbst Oken konnte mit seiner Kritik daran nicht mehr an dieser Theorie rütteln (Girod, 1982). Reichert verfeinerte die Theorie und van Beneden, Rauber, Kölliker und Robin stellten 1875 sogar eine histogenetische Einteilung embryonaler Gewebe auf. Schwann hatte gezeigt, daß das Wachstum des Embryos durch die Vermehrung von Zellen geschieht und Ernst Haeckel postulierte auf der Evolutionstheorie aufbauend, daß die Ontogenese eine Rekapitulation der Phylogenese sei – das biogenetische Grundgesetz. Das brachte einerseits die vergleichende Entwicklungsgeschichte mit der Untersuchung Wirbelloser, anderseits die Paläontologie, von Zoologen betrieben, in Gang.

Einige Ergebnisse dieser Untersuchungen, die symmetrischen Primitivbildungen, die Achsenfestlegung und die „mosaikartige Furchung" einiger niederer Vertebraten, ließ plötzlich die Präformationslehre wieder aufleben. Zumindest beschrieb His (1874) an Keimscheiben determinierte Keimbezirke, die für die späteren Organe zuständig seien. Nun war es das Verdienst von Wilhelm Roux (1888) und Drieschs (1891) die epigenetische Regulation beim Seeigel und Frosch nachzuweisen, was später durch Mangold und Seidel (1927) bestätigt wurde. Sie legten auch die Grundlage der experimentellen Embryologie zusammen mit Weissmann, der 1888 eine molekulare Differenzierung postulierte und auf den der Begriff der Keimbahn zurückgeht.

Unter den Vertretern der experimentellen Embryologie wie Oskar Hertwig, Chabry, Morgan, Loeb, Needham, Brachet ragt der spätere Nobelpreisträger (1935) Hans Spemann hervor. Aus seiner Schule gingen zahlreichen Forscher hervor, die sich mit der Induktion und Induktionsstoffen beschäftigten: Dalcq, von Tiedemann, Toivonen und Saxen, von Nieuwkoop (Girod, 1982). Nachdem die epigenetische Regulation bestätigt war, lag es natürlich nahe, die Steuerung und ihre Induktoren zu suchen. Neben chemischen Stoffen, konnten es sich natürlich auch um „morphogenetische Felder" handeln, wie Weiss 1939 vermutete. Bis heute ist dieser Zweig der experimentellen Embryologie tätig. Ein weiterer Zweig der experimentellen Embryologie wurde mit der experimentellen Teratogenese 1924 von Ancel begründet.

Dieser Aufschwung der vergleichenden, experimentellen Embryologie verhalf auch der Humanembryologie zum Fortschritt. Albert Kölliker legte die Grundlage 1861 mit seinem „Lehrbuch der Entwicklungsgeschichte des Menschen und der höheren Tiere." Die Embryologie wurde nun an den meisten medizinischen Fakultäten und auch an den Veterinärschulen zum eigenen Lehrfach. Dennoch werden auch heute noch eher Tierembryonen als experimentelles Modell genommen, weil menschliche Embyronen kaum für Experimente zur Verfügung stehen. Die Kirchen, Abtreibungsgesetze und neuerdings das deutsche Embryonengesetz sind die Ursache dafür.

Weitere Fortschritte der Veterinärembryologie brachte Ernst Friedrich Gurlt (Vollmerhaus et al. 2009, siehe auch folgenden Angaben). Er studiert in Beslau Medizin und präpariert bei dem Beslauer Anatomen A.W. Otto. 1819 promoviert Gurlt und tritt an der Tierarzneischule Berlin eine Stelle als Repititor bei Dietrich Reckleben an. Noch bevor er 1826 zum Nachfolger Recklebens ernannt wird, gibt er das erste Veterinäranatomielehrbuch überhaupt heraus: „Handbuch der vergleichenden Anatomie der Haussäugethiere, Band I (1821), Band II. (1822) und einen 3-bändigen Atlas mit allen Illustrationen dazu (1829). Integriert sind in diesem Lehrbuch auch embryologische Daten, denn Gurlt hat durch Otto Interesse an der vergleichenden Anatomie und der Embryologie bekommen. Neben zahlreichen Arbeiten zu verschiedenen Mißbildungen, bringt er 1843-1848 die Bildtafeln der Embryologie heraus. Sein Handbuch der Anatomie erlebt 4 von ihm bearbeitete Auflagen und wird dann von seinen Schülern Leisering in Leipzig und Müller in Berlin weitergeführt, später von Ellenberger, Baum, Zietzschmann, Ackerknecht und Grau bis zur 18. Auflage (1943) neu bearbeitet (Abb. 4). Grau schafft nach dem 2. Weltkrieg ein korrigiertes Reprint als eigentlich 19. Auflage, da nach dem Krieg zunächst keine neuen Lehrbücher vorhanden waren. Bis heute verwendet, stellt es das erfolgreichste deutsche Lehrbuch der Tieranatomie dar.

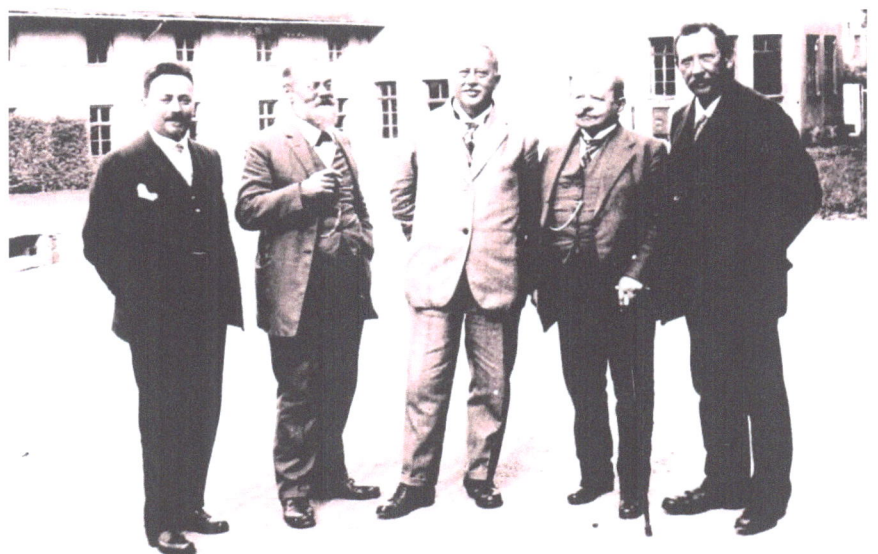

Abb. 4: Treffen der fünf neuen Veterinäranatomieordinarien 1926 in München, von rechts nach links: Martin (Gießen), Schmaltz (Berlin), Baum (Leipzig), Stoss (München) und Zietzschmann (Hannover).

Im süddeutschen Raum ist es Friedrich A. Leyh, der von 1846-1863 Professor für Anatomie in der noch jungen Stuttgarter Tierarzneischule (erst 1821 gegründet) ein Handbuch der Anatomie der Haustiere, ebenfalls einschließlich der Embryologie schafft (1850), das später von Franck in München und von Martin in Gießen fortgeführt wird (Vollmerhaus et al. 2009). Max von Sussdorf, der an fast allen deutschen Tierarzneischulen studiert, wird Assistent bei Ludwig Franck, der ihn mit dem Leyhschen Lehrbuch vertraut macht. Nach seiner Promotion 1880 wird er Professor für Anatomie, Histologie und Physiologie in Stuttgart, kehrt also zu ins Leyhsche Haus zurück. Er ist mit seiner Entdeckung, dem nach ihm benannten Sussdorfschen Raum, unsterblich geworden. Sein ebenfalls berühmter Schüler Ackerknecht (Ackerknechtes Organ) muß leider miterleben, wie die Stuttgarter Schule zugunsten der Münchner Schule geschlossen wurde (Abb. 5). Ein frühes Beispiel für die oft unpassenden Eingriffe der Politik. Immerhin finden die von Sussdorf entworfenen und von Ackerknecht ausgeführten Querschnittsschemata zur Topographie der Brust- und Bauchhöhle über Ackerknecht, der nun Mitautor geworden ist, in die 18. Auflage des Anatomielehrbuchs von Ellenberger-Baum (1943) Eingang.

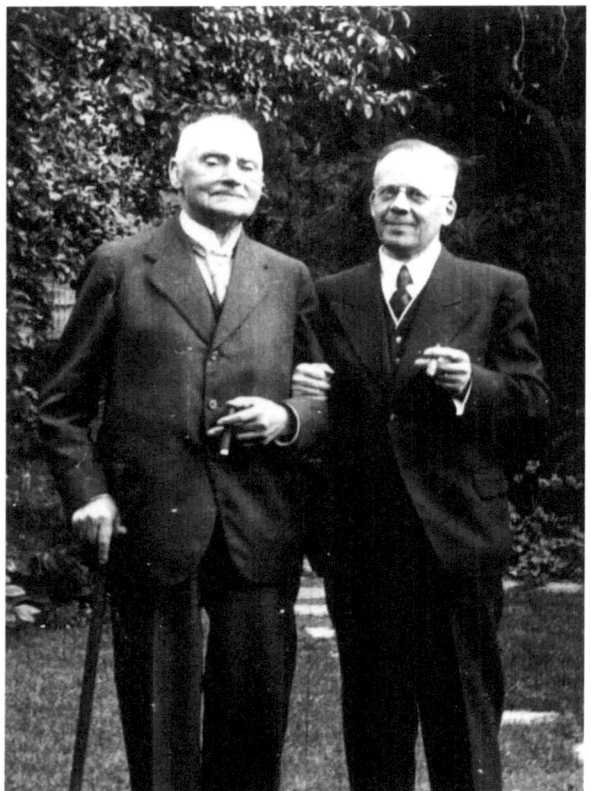

Abb. 5: Max von Sussdorf und sein Schüler Eberhard Ackerknecht.

Johann Ludwig Franck erhält 1864 den Ruf an die Münchner Tierarzneischule als Nachfolger von Postl. Er hat das Leyhsche Handbuch umgearbeitet und bringt es 1871 unter seinem Namen heraus. Robert Bonnet wird 1877 sein Prosektor. Eigentlich ein Mediziner, ist Bonnet sehr an der Embryologie interessiert, hält die Embryologievorlesung an der Tierarzneischule München und forscht auch auf diesem Gebiet (Vollmerhaus et al. 2009). So übernimmt Franck bei der völlig veränderten Neuauflage seines Buches 1883 auch embryologische Daten von Bonnet.

Bonnet selbst bringt 1891 sein „Grundriß der Entwicklungsgeschichte der Haussäugetiere" bei Parey in Berlin heraus, in das Ergebnisse seiner Forschungen der Embryologie der Wiederkäuer eingehen. Es ist das erste Veterinärembryologiebuch überhaupt. Bonnet nimmt aber 1889 einen Ruf nach an die medizinische Fakultät in Würzburg an und bringt 1907 sein erstes Buch überarbeitet als „Lehrbuch der Entwicklungsgeschichte" neu heraus.

Auch Paul Martin übernimmt 1902 in seinem Lehrbuch Embryologisches von Bonnet. Martin hatte in Stuttgart studiert und war bei von Sussdorf 1879 Assistent geworden. Nach seiner Militärzeit wird er 1882 Assistent bei Franck in München und trifft dort auch Bonnet. Im Jahr 1886 erhält er einen Ruf nach Zürich. Die Embryologie fasziniert ihn und so promoviert er 1894 über die Gehirnentwicklung der Katze. 1901 wird er nach Gießen berufen. Dort führt er das Leyh-Francksche Lehrbuch zu einem neuen, mehrbändigen Konzept. Sein Nachfoger wird Wilhelm Schauder, der ebenfalls sehr an der Embryologie interessiert ist, insbesondere an der Plazentalehre.

Zietzschmann erhält 1906 den Ruf nach Zürich und 1924 nach Hannover. In den 24 Jahren seiner Zeit in Hannover wird er mit zahlreichen Schülern der wichtigste Mentor der Tier-Anatomie und –Embryologie (Abb. 4). Schon in seiner Züricher Zeit hat er, angeregt von den Arbeiten Martins, ein Lehrbuch der Entwicklungsgeschichte der Haustiere aufgebaut, das er, in Hannover berufen, sofort herausgibt (1924). Hier sind neben eigenen Forschungen, die Ergebnisse der Berliner-, Stuttgarter- und Münchner Schulen über Ellenberger, Leyh, Martin, Bonnet und seinem Schüler Ackerknecht mit eingegangen. Neben Bonnets Lehrbuch stellt es das zweite, umfassende Veterinärembryologiebuch dar. Es erscheint 1955 zusammen mit Otto Krölling in der 2. Auflage und bleibt lange das Standartwerk der Veterinärembryologie.

Prosektor Zietzschmanns ist ab 1911 Ackerknecht aus Stuttgart, der auch nach dem Weggang Zietzschmanns 1924 das Institut leitet. 1933 – 1945 wirkt Ackerknecht in Leipzig als Nachfolger von Baum mit dem Assistenten Grau (Abb. 6 und 7). Unter der Leitung Ackerknechts entstanden zahlreiche embryologische Veröffentlichungen und Doktorarbeiten.

Bis 1895 gab es keine Nomenklatur für die Anatomie und ihre Teilfächer, erst in Basel wurde im gleichen Jahr die erste Nomina Anatomica von der Nomenklaturkommission der Anatomischen Gesellschaft verabschiedet und in Bern auf den VI. Internationalen Veterinärkongreß unter Sussdorf und Martin auch für die Veterinäranatomen übernommen (Editorial Committee, 2005). Die amerikanischen Veterinäranatomen haben durch Sisson diese ebenfalls übernommen. Eine Überarbeitung wurde von Baum 1936 vorgenommen, aber nicht von allen Kollegen (Schmaltz, 1929) akzeptiert.

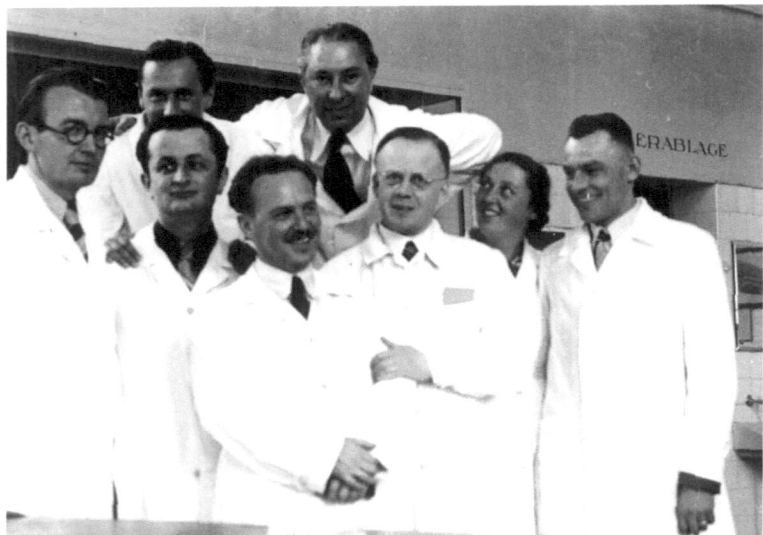

Abb. 6: Ackerknecht mit seinem Prosektor Grau 1936 in Leipzig (von links nach rechts: Varicák, Ghetie, Grau, Ackerknecht, Bürk, LeVau; oben: Modes und Simic.

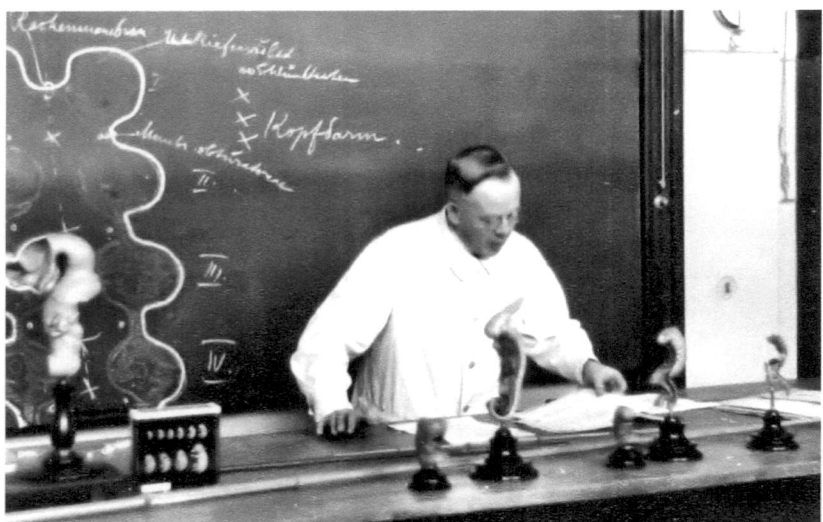

Abb. 7: Ackerknecht bei einer Embryologievorlesung 1938 in Leipzig.

Eine embryologische Nomenklatur war bis in die 1940-iger Jahre nicht aufgestellt worden. Dieser Zeitpunkt markiert auch die Zäsur, die durch den 2. Weltkrieg, insbesondere in Deutschland, gegeben war.

5 DIE MODERNE EMBRYOLOGIE

Durch den 2. Weltkrieg, ist in Europa, vor allem in Deutschland der Neuaufbau sehr schwierig. Die Veterinärembryologie ist weit zurückgeworfen. Deutschland ist in Besatzungszonen geteilt und in dem meisten Fällen dürfen die vormaligen Lehrstuhlinhaber, selbst wenn sie noch leben, nicht an ihre Wirkungsstätten zurückkehren. Nach den ersten Aufräumungsarbeiten wird in vielen Fällen ein Notprogramm von Lehrbeauftragten durchgeführt. Sie müssen mehrere Fächer unterrichten und für Personal und Lehrbücher fehlt das Geld.

In München wird der Lehrbetrieb in der Anatomie nach dem Krieg im Jahre 1946 durch Melchior Westhues wieder aufgenommen (Vollmerhaus et al. 2009). Baier wird 1948 auf die Professur für Tieranatomie berufen, doch er kümmert sich um die Geburtshilfe und läßt sich im Anatomieunterricht von Arthur Vitums vertreten. Vitums ist aus Dorpat (Estland) geflohen, wo er auch embryologisch über die Lebergefäße gearbeitet hatte. Wegen eines Rufs nach Pullman an die Washington State University, verläßt er aber schon 1949 wieder München.

Nun übernimmt Eberhard Ackerknecht (Abb.6), der aus Leipzig geflohen ist, den Lehrauftrag in München, bis er 1951 nach Berlin zum Neuaufbau der Westberliner Fakultät berufen wird.

Schließlich erhält Hugo Grau (Abb.6), ein Schüler Baums aus Leipzig, den Lehrauftrag. Er bleibt und wird 1953 auf den Anatomielehrstuhl in München berufen. Er baut den Lehrstuhl neu auf und schafft für die Histologie und Embryologie einen zweiten, neuen Lehrstuhl, den sein Schüler Peter Walter 1964 erhält.

Walter baut neben der Histologie auch eine Embryologie auf. Für die Embryologie habilitiert er 1974 Imogen Rüsse, die sich schon in ihrer Assistentenzeit in der gynäkologischen Klinik mit der Entwicklung der Haussäuger beschäftigt hat. Auf der 14. Versammlung der EAVA (Europäische Vereinigung der Veterinäranatomen) werden von ihr und vielen Anderen embryologische Arbeiten präsentiert (Abb. 14, -1). Sie gibt mit dem Nachfolger Walters, F. Sinowatz, 1991 ein neu erstelltes Lehrbuch der Embryologie der Haustiere heraus.

Auch in den anderen deutschen Fakultäten ist der Neubeginn schwierig. In Hannover wird nach einer Notphase Helmut Wilkens berufen, der für die Histologie Rudolf Schwarz und 1972 für die Embryologie Horst Wissdorf an das Institut holt.

In Gießen wird 1954 August Schummer berufen, der ebenfalls mehrere Abteilungen schafft. Vollmerhaus (Abb.17) und Schnorr (Abb.14, 2) arbeiten auch embryologisch und beteiligen sich mit Schummer an der Schaffung des neuen, mehrbändigen Anatomielehrbuchs „Nickel, Schummer, Seiferle: Lehrbuch der Anatomie der Haustiere." Vollmerhaus wird nach München berufen, während Schnorr in Gießen bleibt und 1985 ein Kompendium der Embryologie „Embryologie der Haustiere herausgibt, das ab 2001 unter der Mitarbeit von M. Kressin in erweiterter Form erscheint. 1990 tritt Rudolf Leiser (Abb.18, 7), ein anerkannter Plazentologe aus Bern, die Nachfolge von Karl-Heinz Habermehl (Abb.14, 5 und Abb.18, 3) an, der auf den geteilten Lehrstuhl von Schummer berufen worden war.

In Mitteldeutschland gestaltet sich der Wiederaufbau der Berliner-und der Leipziger Fakultät besonders schwierig.

In Leipzig kann erst Günter Michel (Abb.18, 5), der Schüler von Erich Schwarze ist, 1969 als Professor für Histologie und Embryologie berufen, die Embryologie wieder regelrecht fortführen. Aus seiner Feder stammen zwei Lehrbücher: „Das Kompendium der Embryologie der Haustiere (1968)" und die „Vergleichende Embryologie der Haustiere (1995)."

Die Berliner Fakultät hat ebenfalls einen schweren Schnitt durch den 2. Weltkrieg erlitten. Auch hier wird zunächst ein Notprogramm durchgeführt. Erst mit Alfred Schmollich ist ab 1963 bzw. 1969 ein regulärer Unterricht in der Embryologie wieder möglich, der allerdings durch die Wiedervereinigung endet.

Die West-Berliner Fakultät war erst nach dem Krieg, 1951 durch Professoren und Studenten, die in der Ostberliner Fakultät keine Zukunft

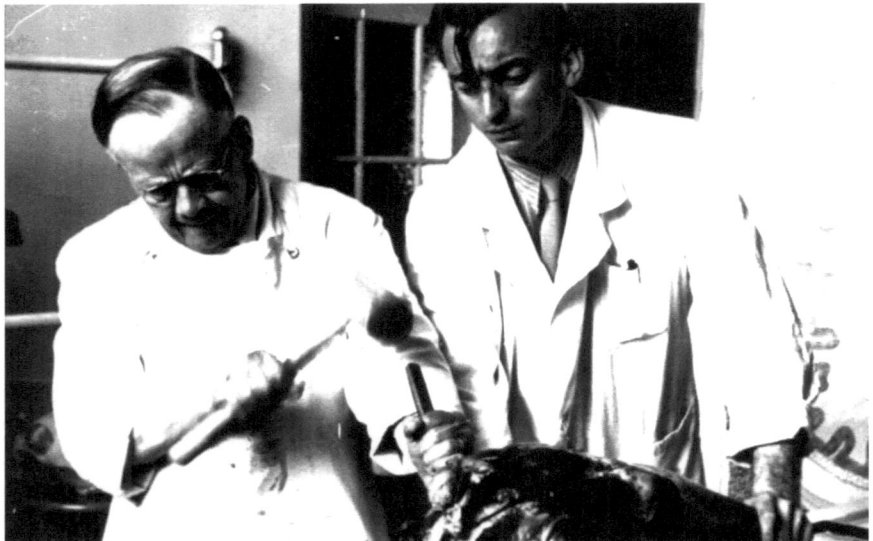

Abb.8: Ackerknecht bereitet mit Künzel den Unterricht im Wintersemester 1953 für die Nervenlehre an der neuen Veterinärfakultät der Freien Universität Berlin vor.

sahen, gegründet worden. Sie konnten Eberhard Ackerknecht, den Altmeister der Morphologie gewinnen, der von 1951-1955 alle Teilfächer in der Anatomie unterrichtete. Sein Schüler Erich Künzel habilitierte (1957) sich bei dem Nachfolger Fritz Preuß, der 1955 als Nachfolger Ackerknechts berufen wurde (Abb.8).

Preuß, ein Zietzschmann-Schüler, war ein Visionär. So verwundert es nicht, daß er zahlreiche Berufungen erhalten hat, zum Beispiel nach Indonesien, nach Missouri und nach München. Er ist mehrfach Gastprofessor an der Cornell University und baut zusammen mit seinen Mitarbeitern die Fakultät in Kampala/Uganda auf. Wie auch Grau richtet er in Berlin neue Abteilungen ein, denn mit der Entwicklung der Molekularbiologie und vieler neuer, technischer Errungenschaften wie der Elektronenmikroskopie, sowie anderer bildgebender, histochemischer und immunologischer Verfahren, rückte auch die Untersuchung des Erbgutes, der Zelldifferenzierung, der Feinstruktur und die Histochemie ins Blickfeld. So gliedert er beispielhaft das Institut in Abteilungen, neben der Makroskopie (Budras) eine Röntgen- und Ultraschallanatomie (Henschel), eine Abteilung für vergleichende Anatomie und vergleichende Entwicklungsgeschichte (Donat, ein Schüler Walter Vogt, Abb.18,1), für Neuroanatomie (Nitschke), für Immunologie (Fabian und von Rautenfeld) und richtet einen neuen Lehrstuhl für Histologie und Embryologie ein, den 1962 sein Schüler Erich Künzel erhält. Künzel schafft weitere Abteilungen für Zytologie, Zellkultur und Histochemie (Schlüns), für mikroskopische Anatomie (Böhme), für die Elektronenmikroskopie (Rother), für spezielle Embryologie (Tiedemann), für die vergleichende Plazentologie (A. Kehrer) und später auch für die experimentelle Embryologie (Knospe).

Preuß ist auch Mitbegründer der Zeitschrift für Anatomie, Histologie, Embryologie, Stifter des Otto-Zietzschmann-Preises zur Förderung der veterinärembryologischen Forschung und widmet sich ausgiebig der Evolutionsforschung bis er 1979 vorzeitig in den Ruhestand geht. Vorher hatte er sich auch mit C. Bressou und den anderen Kollegen für eine Internationale Assoziation der Veterinäranatomen und der Erstellung einer Nomenklatur stark gemacht.

Erich Künzel spezialisiert sich auf die Embryologie, will sogar einen Lehrstuhl dafür schaffen, scheitert aber an der Studienreform und der neuen Tierärztlichen Approbationsordung. Künzel kann immerhin zwei Schüler für die Embryologie gewinnen und habilitieren: Klaus Tiedemann (1974), der später an das Anatomische Institut in Heidelberg geht, und Clemens Knospe (1987), der 1981 aus dem Institut für Anatomie (Merker) und dem Sonderforschungsbereich Embryonalpharmakologie der Freien Universität Berlin aus der Abteilung Kocher-Becker für die Erforschung der Polydaktylie kommt. In Kooperation mit dem Humankollegen Seichert von der Karls-Universität-Prag führt er ab 1983 Markierungsexperimente zur Hals- und Extremitätentwicklung beim Hühnchen mit der Methode der linearen Markierung (Seichert, 1973) durch, die die Nachteile der Chimärentechnik vermeiden soll (Abb.9).

Zu dieser Zeit sind in Berlin noch immer der Biochemiker von Tiedemann und seine Schüler an der Isolierung und biochemischen Charakterisierung von Induktionsstoffen im Rahmen der vergleichenden Entwicklungsgeschichte und Merker mit Mitarbeitern an der Untersuchung der Bildung und Feinstruktur der Basallamina tätig, so daß Berlin neben Freiburg und Bochum als eine der Hochburgen der Veterinärembryologie und der experimentell embryologischen Forschung angesehen werden kann.

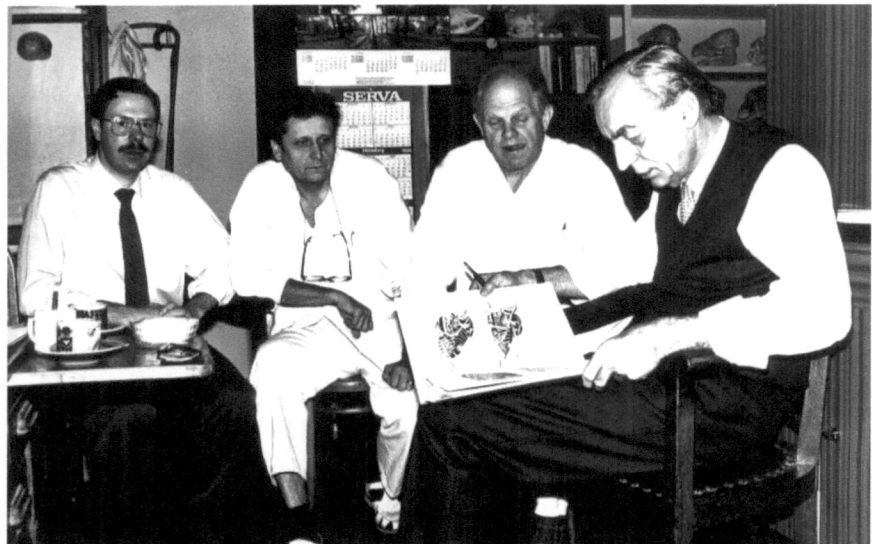

Abb. 9: Experimentell-embryologische Kooperation zwischen der Veterinärembryologie Berlin und dem Anatomisches Institut der Karls-Universität-Prag (von links nach rechts): C. Knospe, V. Seichert, L. Lemez und E. Künzel.

Die Veterinärembryologie wird auch, wie wir schon in Kapitel 4 gesehen haben, wesentlich durch die Beiträge der Humankollegen, die weltweit auf diesem Gebiet forschen, zum einen der ganz großen Forschungsbereiche der Morphologie gemacht. Es würde natürlich zu weit führen, alle Arbeiten hier zu berücksichtigen. Stellvertretend für die vielen wertvollen Beiträge seien hier die Lehrbücher von H. W. Mossman (Amerika), W. J. Hamilton (England), Tuchmann-Duplessis (Frankreich) genannt.

In Deutschland kommen viele Embryologen aus der vergleichenden Anatomie und sind in der Anatomischen Gesellschaft vertreten, die Mitglieder aus der ganzen Welt hat. Dort trifft man sich auch mit den Kollegen aus der Veterinärmedizin, Molekularbiologie und Zoologie und tauscht sich über die neuesten Entwicklungen aus.

In den fünfziger Jahren war es Kurt Goerttler, ein Schüler Walter Vogts, aus Freiburg, der mit seinen Grundgedanken zur Entwicklungsgeschichte einen Meilenstein gesetzt hat. Sein Schüler E. Blechschmidt widmet sich der Humanembryologie und erstellt eine Serie von Wachsplattenmodellen menschlicher Embryonen, die auch in seinem Lehrbuch besprochen werden.

Sein Schüler B. Christ (Abb.10) setzt sehr erfolgreich diese Arbeit auf dem Gebiet der Veterinärembryologie fort. In den siebziger Jahren beschäftigt sich auch Dietrich Starck aus Frankfurt mit seinen Schülern mit der vergleichenden der Embryologie. In den sechziger Jahren gewinnt die Embryologie, speziell die experimentelle Embryologie durch die Fortschritte der Molekularbiologie einerseits und das massive Auftreten von Mißbildungen durch Thalidomid anderseits, an Bedeutung. Die Fortschritte der verschiedenen molekularbiologischen Techniken, besonders in der Zytologie, Genetik und Stammzellforschung ermöglichen nicht nur eine Preimplantationsdiagnostik und die künstliche Befruchtung, sondern auch Zellkultur, Zellmanipulation, Klonierung und Genmanipulation, den alten Traum eines „tissue und organ engineering". Die experimentelle Embryologie entfaltet sich zu neuer Blüte mit der Einführung der Chimärentechnik, bei der Wachtelzellen in Hühnerembryonen eingebracht benutzt werden können, um Gewebeformationen und differentielles Wachstum zu verfolgen (LeDouarin, N. et G. Barq, 1969). Die neue Chimärentechnik wird von zahlreichen Forschern benutzt, zum Beispiel in Bochum von H. J. und M. Jacob, in Wien von F. Wachtler und in Prag von M. Grimm. Sie werden in der für die Embryologie herausragenden 79. Versammlung der Anatomischen Gesellschaft in Bochum 1984 präsentiert (Abb.10). Diese Technik setzt allerdings eine genaue Lokalisierung und Chrakterisierung der verpflanzten Zellen voraus, um verläßliche Ergebnisse erzielen zu können, was durchaus problematisch sein kann.

Die neuen Befunde in der Embryologie, wie beispielsweise auch solche zur Herzentwicklung (Steding in Göttingen), zur Somitenbildung (Noden, in Ithaca), oder zur Magenentwicklung (Liebermann-Meffert in Basel), finden zunehmend auch in den neueren Normentafeln zur Entwicklung Berücksichtigung, wie die von Hamburger und Hamilton (Hühnchen), Theiler (Maus) oder Knospe (Katze), um nur einige Beispiele für Tierarten zu nehmen, die gern als Versuchstiere genutzt werden.

Umgekehrt werden auch große Sammlungen von Menschen- und Säugerembryonen mit neuen Techniken weiter ausgewertet, wie die berühmte Carnegie-Sammlung in Davies, Californien (Müller-O'Rahilly) oder die Hubrecht-Sammlung in Utrecht, Holland (B. Källen). Auch viele

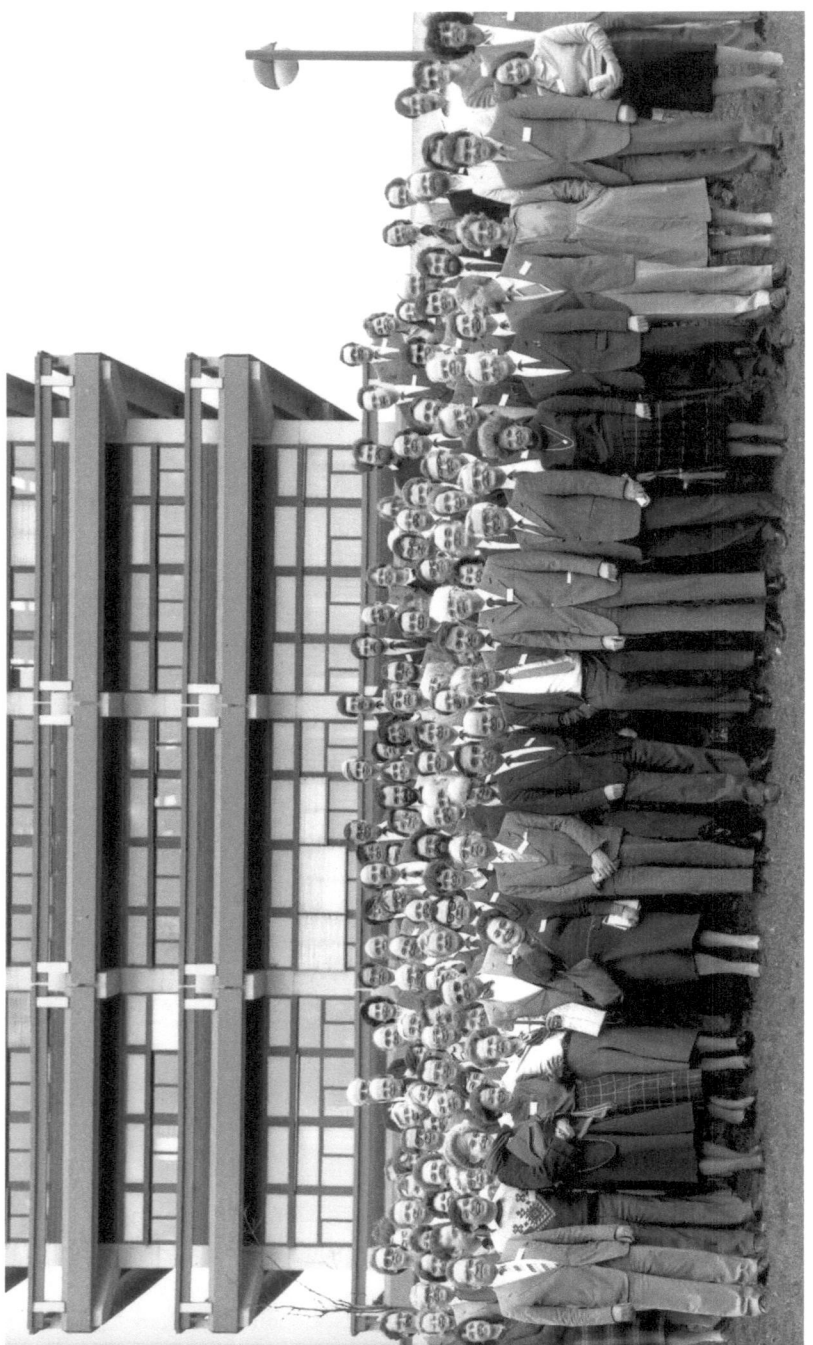

Abb. 10: Die 79. Versammlung der Anatomischen Gesellschaft im März 1984 in Bochum; in der vorderen Reihe 4. von links B. Christ und 2. von links M. Grimm.

Institute besitzen große Sammlungen von Embryonen, wie die Institute in Marburg, Jena und Berlin, die sie für neue Untersuchungen zur Verfügung stellen oder an andere Großsammlungen übereignen.

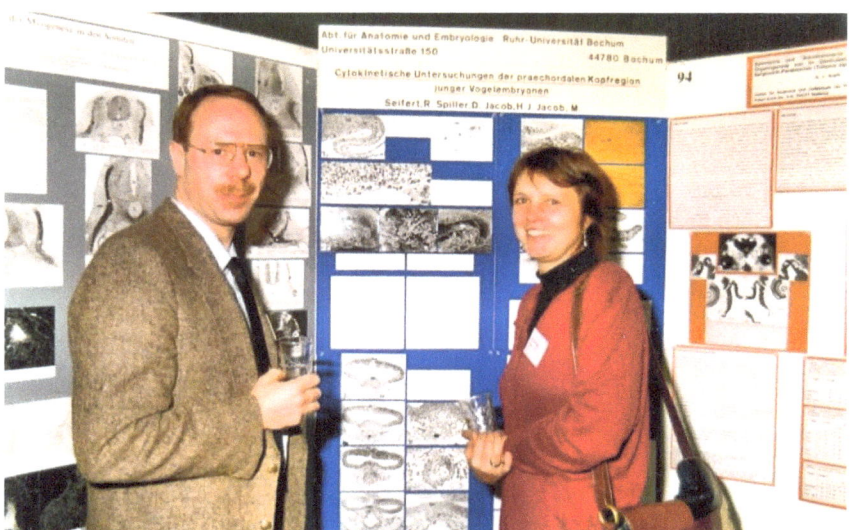

Abb.11: Humankollegin Jacob bei der Diskussion ihres Posters mit dem Autor auf der 89. Versammlung der Anatomischen Gesellschaft.

In Amerika sind auch in Kriegs- und Nachkriegzeiten die Veterinärfakultäten ganz gut weiterlaufen. Beispielhaft dafür mag die Karriere von Malcolm E. Miller gelten, der 1934 seinen Abschluß mit dem D.V.M. (Veterinärdoktor) und 1940 mit den Ph.D an der Cornell Universität erreicht (Evans, 1993). Es ist das New York State College of Veterinary Medicine in Ithaca, New York, wo er 1935 im Department of Anatomy erst 'Instructor' und später 'Head of the Department' wird. Er ist sehr an der vergleichenden Anatomie und Embryologie interessiert und richtet entsprechend das Department ein. 1944 beginnt er seine „Anatomy of the dog" und sein „Guide to the dissection of the dog". Letzteres kann noch 1947 erscheinen, seine Anatomie bringen aber erst seine Mitarbeiter und Nachfolger 1964 heraus. Es ist Howard Evans (Abb.12), der dieses Buch bis zur dritten Auflage (1993) begleitet und auch mit einer umfangreichen Embryologie ausstattet. Zahlreiche Koautoren lassen ihr Wissen mit einfließen. Die Cornell Universität wird so zur ersten Adresse in Hinsicht auf die Veterinärembryologie in Amerika.

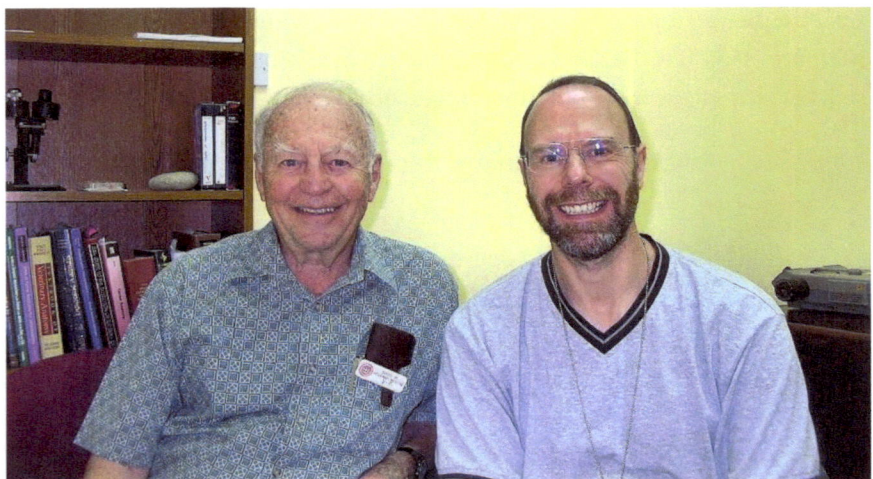

Abb.12: Howard Evans und mit dem Autor an der St. George's University, Grenada, 2002.

Evans, W. O. Sack, D. M. Noden und A. DeLahunta sind Autoren zahlreicher embryologischer Arbeiten, die in das Lehrbuch der Veterinärneurologie und schließlich (1985) in dem Lehrbuch „The embryology of the domestic animals" ihren Eingang finden. Sack ist auch Koautor im Dyce, K. M., W. O. Sack, C. J. G. Wensing: Textbook of Veterinary Anatomy', ein amerikanisch-europäisches Gemeinschaftswerk zur Anatomie und Embryologie wichtiger Haussäuger und aktiv in den Nomenklaturkommissionen tätig (Abb.13).

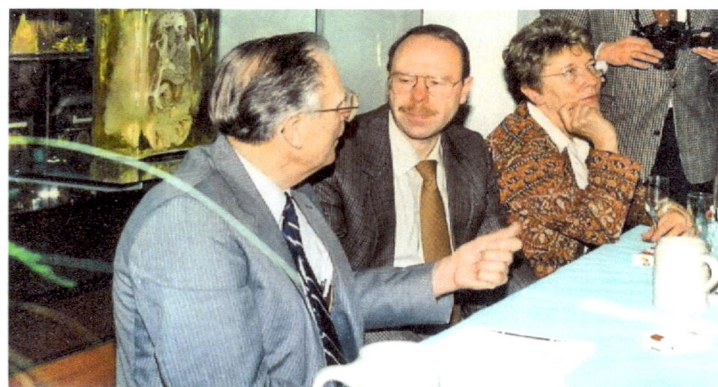

Abb.13: W.-O. Sack im Gespräch mit dem Autor in München.

Die Geschichte der Veterinärembryologischen Nomenklatur beginnt bei dem Treffen der Veterinäranatomen auf der Anatomischen Gesellschaft in

Münster 1954, denn dort unterbreitet Clement Bressou (Alfort) den Kollegen einen Vorschlag vom Internationalen Treffen der Anatomen in Paris, eine Internationale Gesellschaft von Veterinär-Anatomen zu gründen.

Dieser Vorschlag wird von den Kollegen während der Tagung der Anatomischen Gesellschaft 1956 in Stockholm erneut diskutiert und im Herbst 1961 beim Treffen der Weltvereinigung der Veterinär-Anatomen (WAVA) durch die Initiative von Clement Bressou (Alfort), Hugo Grau (München) und Josef Schreiber (Wien) angenommen.

Es folgt dann 1964 in Wien ein Gründungskongreß für eine Vereinigung der Veterinäranatomen, organisiert von Oskar Schaller. Hier werden Fragen der zukünftigen Organisation der Anatomischen Institute und Fragen der Nomenklatur besprochen. Doch erst zum 2. Treffen 1963 in Hannover wird die erste Nomenklatur für Veterinäranatomen verabschiedet (Editorial Board der NAV, 2005).

Beim zweiten Treffen der nun Europäische Vereinigung der Veterinäranatomen, European Association of Veterinary Anatomists (EAVA), genannten Vereinigung 1965 in Gießen, das auch das 7. Treffen der WAVA ist, wird endlich auch eine histologische und embryologische Nomenklatur beschlossen. Paul Simoens, der Vorsitzende und Herausgeber der zweiten Auflage der Nomina Embryologica Veterinaria (NEV) beschreibt in der Einleitung zur NEV genau die geschichtlichen Daten, die hier grob aufgeführt werden (Simoens, 2006). Das Gründungskommittee besteht aus G. Godina (Italien), E. Kleiss (Venezuela) P. Walter (Deutschland) und A. F. Weber (USA). Auf der 8. Versammlung der WAVA (Alfort) wurde J. Tehver aus Estland dazu gewonnen und auf der 9. Versammlung der WAVA (Mexico) eine Trennung in Histologie und Embryologie beschlossen. Für die Embryologie wurde eine Unterkommission unter der Leitung von E. Kleiss mit R. Barone (Frankreich, Abb.18, 4), K. Donat (Deutschland, Abb.18, 1), H.E. Evans (USA), und A. Weber (USA) gebildet. Doch diese Kommission wurde auf der 10. Versammlung (Thessaloniki) schon wieder aufgelöst und durch eine Vertretung durch R. McClure (USA), N. Björkmann (Dänemark), C. Czarnecki (USA), W.O. Sack (USA), K.-U. Tiedemann (Deutschland) und A. Weber gebildet. Auf der 12. Versammlung in Moskau erschient von dieser Kommission nur A.

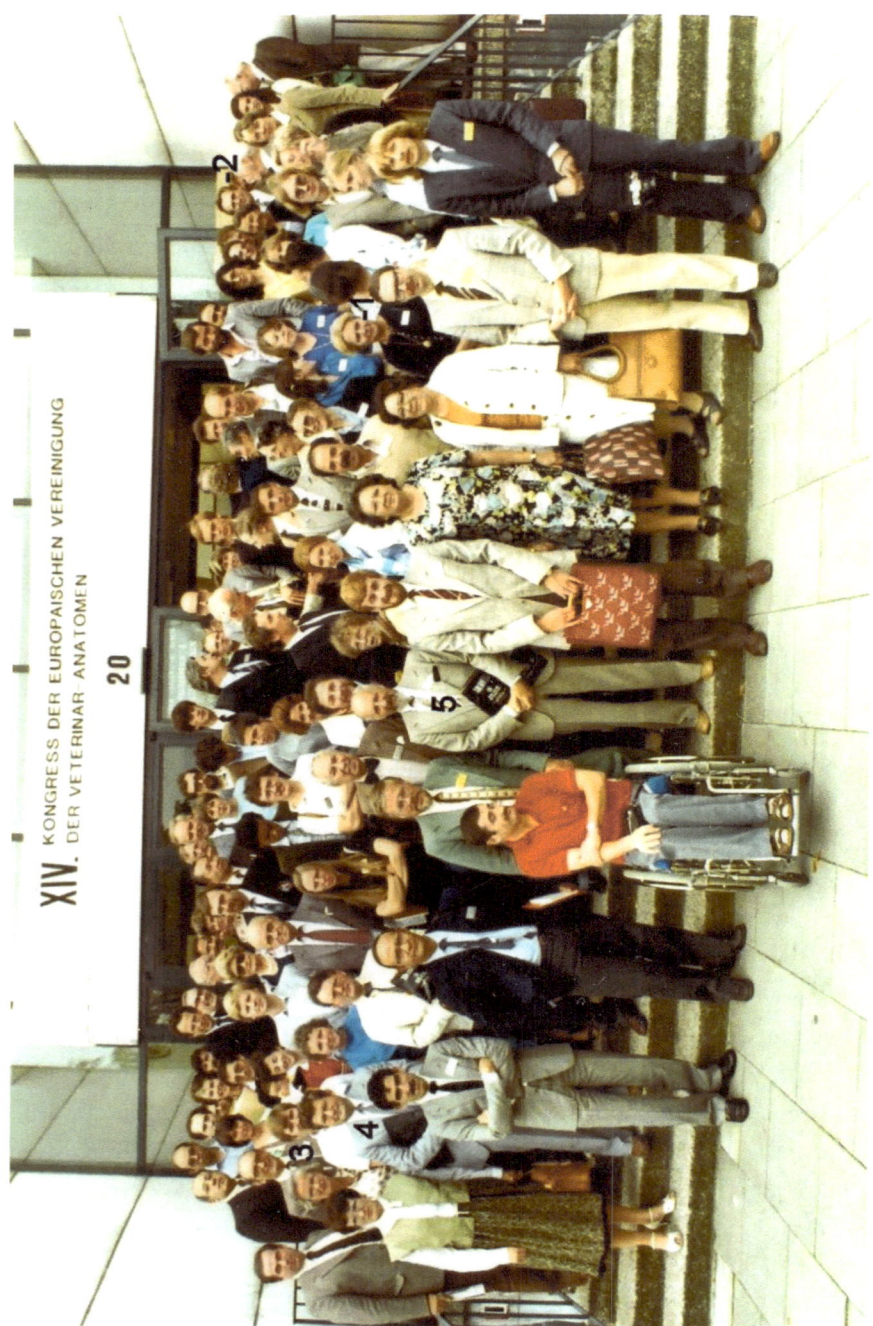

Abb.14: Das 14. Treffen der EAVA 1982 in Berlin stellt einen Höhepunkt in Bezug auf die Veterinärembryologie dar (1 Rüsse, 2 Schnorr, 3 Mosimann, 4 Goller, 5 Habermehl).

Weber, so daß auf der 12. Versammlung P. Mann (Canada) von dem Presidenten Evans ernannt wurde. Mann organisierte ein neues Komitee mit M. Fallding (Canada), W.H. Gernecke (Südafrika), W. Latshaw (Canada), G. Michel (Deutschland) und W. O. Sack (USA). 1985 wurden zusätzlich G. Fehér (Ungarn), der die ungarische NEV mit einbrachte und die Kollegen N. Pospieszny (Polen) und S. Updike (USA) ins Komitee mit aufgenommen. Als Mitautoren wurden G.H. Krustev (Bulgarien), M. Michel (Deutschland) und G. Udovin (Sowjetunion) genannt. Man plant die Nomina in zwei Abschnitte zu teilen: Teil 1 soll die Embryogenesis und Teil 2 die Morphogenese betreffen. Die Überschneidungen beider werden übersehen, denn überlicherweise wird die Embryologie in die Allgemeine und die Spezielle Embryologie unterteilt (Abb. 15, 16).

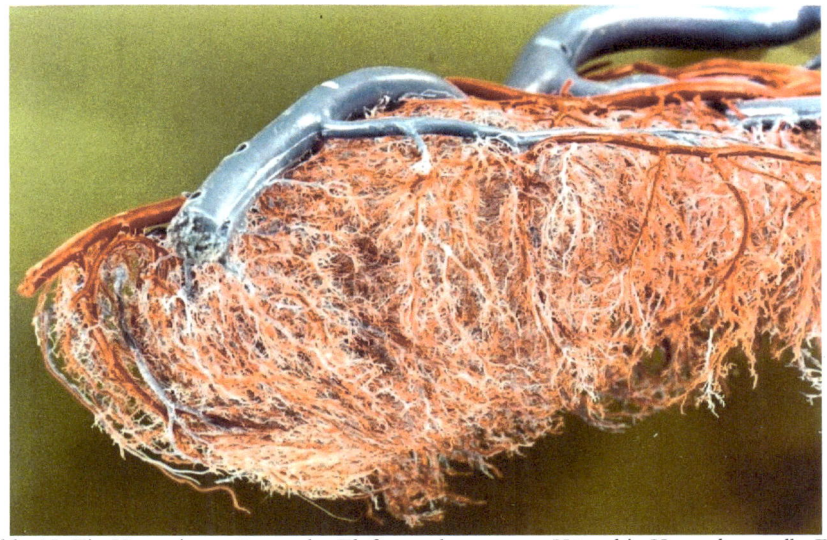

Abb. 15: Ein Korrosionspräparat der Elefantenplazenta von Künzel in Kampala erstellt. Die Plazentologie gehört zur Allgemeinen Embryologie.

Da die Kommission zögerte, den Vorschlag anzunehmen, wurde auch diese Vertretung aufgelöst und 1987 durch Sack auf der 15. Versammlung der WAVA in Montreal, zusammen mit R. Hullinger (USA), Latshaw und Gernecke ersetzt.

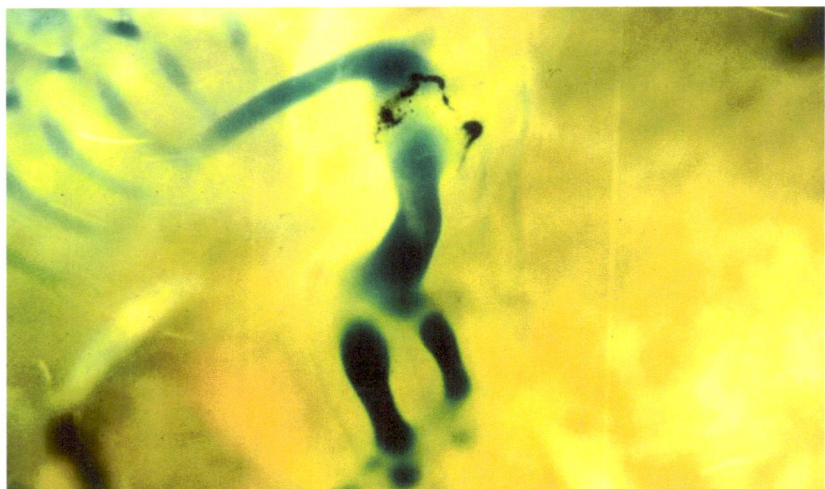

Abb. 16: Markierter und nach Lundvall gefärbter Hühnerembryo mit deutlichen Marken (schwarze Partikel) im Schulterbereich. Die Markierung zur Darstellung differentiellen Wachstums gehört zur speziellen, experimentellen Embryologie (Präparat vom Autor).

In Leipzig wird 1990 endlich die 3. Edition der ungarischen NEV (Nomina Embryologica Veterinaria) mit einigen Änderungen als erste Ausgabe der internationalen NEV angenommen und schließlich unter Sack, J. Frewein und R.E. Habel herausgegeben und 1994 im Auftrag des Komitees aus W.-O. Sack, W. Latshaw, Y. Eguchi (Japan), G. Fehér (Ungarn), D. Julian (Spanien), P.H. McCarthy (Australien), G. Michel (Deutschland), N. Posieszny (Polen), G. S. Skerritt (Großbritannien), G. Udovin (Russland), N. J. van der Mere (Südafrika) und H. Wissdorf (Deutschland) gedruckt. In Knoxville gibt Sack seinen Vorsitz zu Gunsten P. Simoens (Ghent, Belgien) ab, der neue Mitglieder berufen und 2006 die zweite nur in wenigen Punkten korrigierte Ausgabe verlegt hat.

Während noch die Herausgabe der NEV diskutiert wird, kommt es 1990 mit der Wiedervereinigung Deutschlands zur Fusion der Berliner Fakultäten. Alle Stellen werden gesperrt und die offenen Stellen für die Überleitung der ostberliner Kollegen genutzt. Als wäre das noch nicht genug, verliert die Vorklinik wegen einer Asbestsanierung das Hauptgebäude, das danach im Zuge einer Berufungszusage anderweitig vergeben wird. Donat und Knospe leiten in einer Notunterkunft die Abteilung für Embryologie noch bis Anfang 1992, bis Donat altersbedingt ausscheidet und Knospe nach München geht und sich dort mit der histochemischen

Darstellung von komplexen Kohlenhydraten während der Embryogenese beschäftigt.

Leider trifft die Stellensperre nicht nur die Berliner Fakultät, denn mit den neunziger Jahren beginnt auch an anderen Fakultäten durch Geldmangel und die Umstellungen auf eine andere Organisation der Universitäten, die Aufgabe von Lehrstühlen, die Zusammenführung von Instituten zu Großdepartments, oder sogar, wie in amerikanischen Fakultäten, die Abschaffung der Anatomie als Grundlagenfach der Vorklinik. In Deutschland besitzen nach der Jahrtausendwende nur noch die Veterinärfakultäten in Leipzig und Gießen einen zweiten Lehrstuhl für die Mikromorphologie.

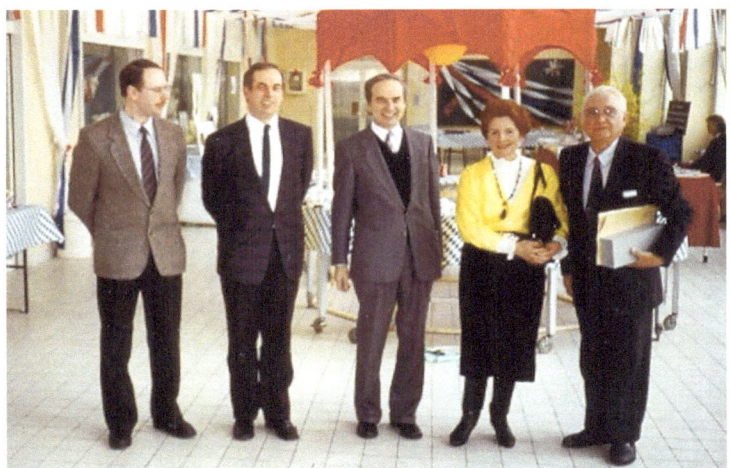

Abb.17: Der Präsident der EAVA Bernd Vollmerhaus (1990-1994) in der Mitte, rechts von ihm der Altpräsident Claude Pavaux (1974-1978) mit Gattin, links außen Clemens Knospe Mitglied des Internationalen Kommittees für die Veterinärembryologische Nomenklatur (ICVEN), neben ihm Helmut Waibl späterer Präsident der EAVA (1998-2002) und Sekretär und späterer Vorsitzender der Internationalen Nomenklaturkommissionen der Veterinäranatomen (ICVGAN).

Die 20. Versammlung der EAVA 1994 in Zürich unter der Präsidentschaft von B. Vollmerhaus (Abb. 17) stellt einen letzten Höhepunkt der Veterinärembryologie vor der Fächerfusion und Abwanderung von wichtigen Forschungsbereichen in außeruniversitäre Wissenschaftseinrichtungen dar (Abb. 18).

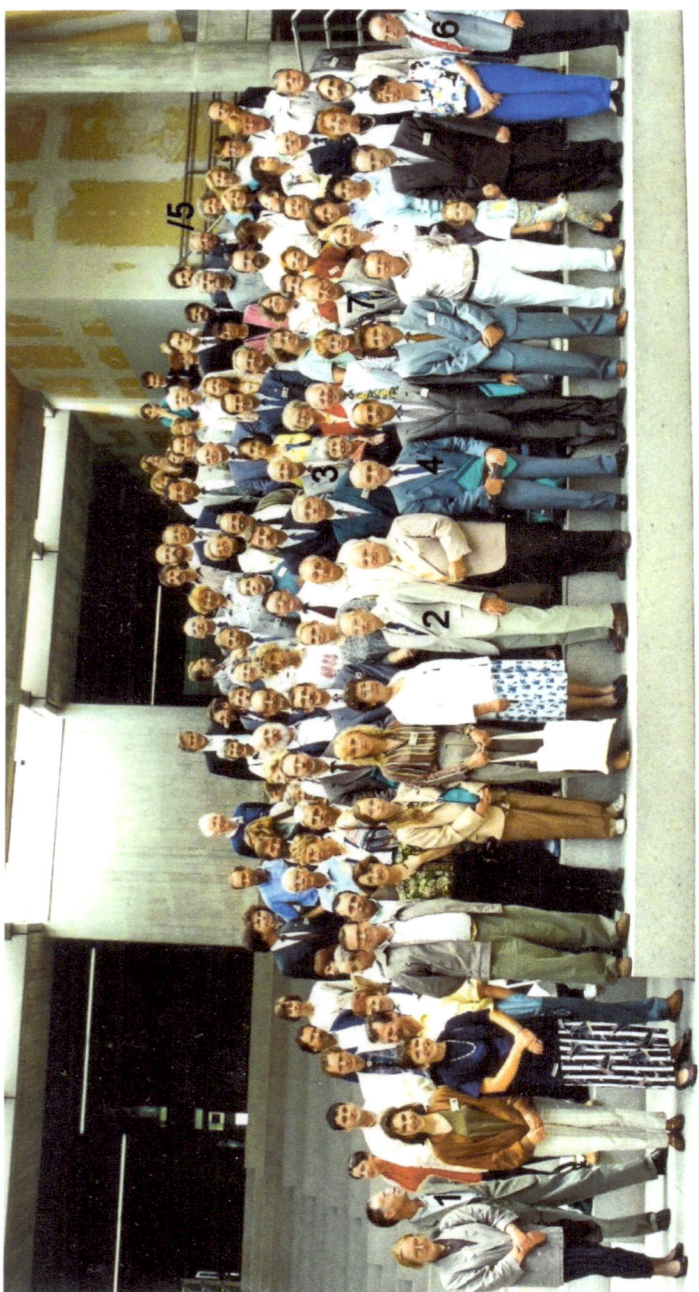

Abb.18: Die 20. Versammlung der EAVA 1994 in Zürich bei der noch einmal viele der Veterinärembryologen auftreten: 1 K. Donat, 2 O.W. Sack, 3 K.-H. Habermehl, 4 R. Barone, 5 G. Michel, 6 J. Frewein und 7 R. Leiser.

Die Mittel der Universitäten fließen in der Folge in die Prestige- und Eliteforschungsbereiche wie beispielsweise die Nanophysik, während andere, durchaus nicht unbedeutende Fachbereiche mit vielen neuen Teilgebieten und stark angestiegenen Studentenzahlen reduziert werden. Logischerweise verlagern sich damit innovative Gebiete wie zum Beispiel die Stammzellforschung, tissue-engineering und Genediting in andere Wissenchaftsbereiche und sogar in private Industriebetriebe, während die Ursprungsinstitute der Universitäten zu reinen Lehranstalten degradiert werden und hochkarätige Wissenschaftler abwandern.

6 SCHLUßBETRACHTUNG

Die Frage nach Ursprung und Bildung des Lebens mag den Menschen schon in grauer Vorzeit beschäftigt haben, sicher nachgewiesen ist das für die Antike und das Mittelalter. Diese Frage war auch nicht nur eine unter Vielen, es war die Frage ganzer Gelehrtengenerationen, die zum Beispiel leidenschaftlich über die Urzeugung, Präformation oder Epigenesis stritten.

Mit der Stiftung von Universitäten und Veterinärschulen wurde diese Suche systematisch betrieben, bis es mit der Etablierung eines wissenschaftlichen Lehrfaches zur ersten Blüte der Embryologie kam. Bis zur heutigen Zeit stehen dabei die Haustiere als experimentelles Modell für den Menschen im Vordergrund. Kriegsbedingt gab es einen Stillstand.

Mit dem Neubeginn nach dem zweiten Weltkrieg, versuchte man verständlicherweise mit der Gründung neuer, internationaler Gesellschaften die Kommunikation zu verbessern, doch zumindest für die Veterinärgesellschaften hat sich diese Idee nicht erfüllt, denn die wichtigste Aufgabe solcher Gesellschaften als Wegweiser und Berater der Fakultäten für Neuberufungen und die Schaffung neuer Lehrstühle ist nur sehr selten wahrgenommen worden. Die Chance, die Embryologie als selbständiges Lehrfach mit einem eigenen Lehrstuhl zu etablieren, ist vertan worden. Statt dessen wurde vierzig Jahre lang um eine Nomenklatur gerungen, die von Anfang an vorlag und sich wie das Inhaltsverzeichnis eines Lehrbuches liest. Auch die Fakultäten haben mit ihrem Fächergezerre und politischen Entscheidungen bei Berufungen leider die Chance auf neue Lehrstühle verpaßt.

Die Embryologie führt nun, nach einigen „Hochschulreformen," in Zeiten der knappen Ressourcen neben den Prestigefächern, zusammen mit der Histologie, meist ein Schattendasein unter wieder zur Gesamtanatomie zurückgeführten Lehrstühlen. Der Brennpunkt der embryologischen Forschung ist längst in andere Fächer, meist sogar in außeruniversitäre Bereiche abgewandert, die anwendungsorientiert und kommerziell gerichtet und damit nicht unbedingt der Grundlagenforschung verpflichtet sind.

Es bleibt zu hoffen, daß sich dieses außerordentlich wichtige Fach auch an der Universität wieder mehr festigt und ein wichtiger Teil der Grundlagenforschung dorthin zurückkehrt.

7 BILDNACHWEIS

Die Abbildungen 4-8 und entstammen dem Vermächtnis von Erich Künzel an den Autor, aus dessen Sammlung auch die übrigen Abbildungen stammen. Das Umschlagsfoto zeigt das Bild „Embryo" von Arwed Knospe.

8 NAMENSVERZEICHNIS

Ackerknecht 20, 21, 30, 33
Alkmaion von Kroton 10
Ancel 20
Apollon 9
Arato 10
Aristoteles 11
Arthrasastra 9
Asklepios 9
Athenaios von Attaleia 11
Bacchus 9
Baier 26
Barone 35
Barq 31
Baum 20, 21
Björkmann 35
Blumenbach 15, 16
Bock 16
Boerhave 14
Böhme 29
Bonnet 14, 15
Brachet 19
Bressou 27, 34
Budras 28
Buffon 15
Caesar 9
Carlo Ruini 13
Chabry 19
Christ 31
Czarnecki 35
Dalcq 19
Darwin 11
de Maupertius 15
DeLahunta 34
Democrit 11
Diogenes von Apollonia 11
Donat 28, 35
Driesch 19
Dyce 34
Eguchi 38
Ellenberger 20
Empedokles 11

Erxleben 16
Eustachius 13
Evans 33, 35, 37
Fabricio 14
Fallding 37
Fallopius 14
Fehér 35, 37
Franck 21, 22
Freiherr von Sind 16
Frewein 38
Fröhner 9, 13
Galen aus Pergamon 11
Gernecke 35, 37
Girod 9, 13
Gmelin 16
Godina 37
Goerttler 30
Grau 20, 23, 24, 28, 30
Grimm 31
Günther 17
Gurlt 20
Habel 38
Habermehl 27
Haeckel 19
Haller 14
Hamburger 31
Hamilton 30
Hammurabi 9
Hartsoecker 14
Harvey 14
Hausmann 16
Havemann 16
Hennemann 16
Henschel 28
Hermes 9
Hippokrates 11
Hippon von Rhegion 11
His 19
Homer 9
Hullinger 35
Jacob 31

Julian 38
Kaiser Claudius 11
Kaiser Mark Aurel 11
Källen 31
Kehrer 29
Kleiss 35
Knospe 29, 35, 36
Kocher-Becker 35
Kölliker 8, 18, 19, 20
Koronis 9
Kressin 27
Krölling 23
Krustev 37
Kuhlemann 14
Künzel 29, 37, 38
Lamarck 11
Latshaw 35, 37
Leclainche 37
LeDouarin 31
Leipnitz 14
Leiser 27
Leisering 20
Leonardo da Vinci 13
Leyh 21
Liebermann-Meffert 31
Loeb 19
Malphighi 14
Mangold 19
Mann 37
Marsyas 9
Martin 21, 23
Mathieu de Gradibus 14
McCarthy 38
McClure 35
Meckel 15
Meister Copho 13
Meister Urso 13
Merker 29
Michel 26, 35, 37
Miller 33
Morgan 19
Mossman 30
Müller 20

Müller-O'Rahilly 31
Naumann 14, 15, 16, 19
Nickel 27
Nitschke 28
Noden 27, 36
Oken 15
Oreibasios 12
Oskar Hertwig 19
Otto 20
Pander 15
Papst Bonifaz VIII 13
Parmenides 11
Peters 13
Philadelphos 10
Philolaos 10
Phleges 9
Posieszny 35, 37
Postl. 22
Preuß 28, 29
Pythagoreer 10
Rauber 19
Reckleben 20
Reichert 19
Reinier de Graaf 14
Robert Bonnet 22
Robin 19
Rother 29
Roux 19
Rüsse 26
Sack 30, 35, 37
Saxen 19
Schaller 35
Schauder 23
Schliemann 9
Schlüns 29
Schmaltz 21, 23
Schmollich 27
Schnorr 31, 32
Schreiber 35
Schummer 26
Schwann 18
Schwarze 27
Seichert 29

Seidel 19
Simic 35
Simoens 35, 37
Sinowatz 27
Skerritt 38
Sournia 10
Spallanzani 14, 15
Spemann 19
Spigelius 14
Starck 31
Steding 31
Stoss 21
Swammerdam 14
Tehver 35
Thales von Milet 10
Theiler 31
Thomas von Garbo 13
Tiedemann 29, 35, 37
Toivonen 19
Trembley 15
Tuchmann-Duplessis 30
Udovin 35, 37
Updike 37
van Beneden 14

van der Mere 38
van Leeuwenhoek 14
Vitums 26
Vogt 28
Vollmerhaus 15, 27
von den Driesch 11, 13, 14
von Haller 14
von Nieuwkoop 19
von Rautenfeld 29
von Sussdorf 21
von Tiedemann 19, 29
Wachtler 31
Walter 26, 27
Weber 35
Weiss 20
Weissmann 19
Wensing 34
Westhues 26
Wilkens 27
Wissdorf 37
Wolff 15
Zietzschmann 20, 21, 22

7 LITERATURVERZEICHNIS

Editorial Committee: Nomina Anatomica Veterinaria, 5th edition 2005.

Evans, H. E. in Miller's Anatomy of the Dog. 3rd edition, W.B. Saunders Company, Philadelphia, London, Toronto, Montreal, Syndey, Tokyo 1993

Fröhner, R.: Magister Urso über vergleichende Physiologie. Veterinärhist. Mitt. 17, 51-59, 1937.

Fröhner, R.: Kulturgeschichte der Tierheilkunde. Band 1 und 2. Terra-Verlag, Konstanz 1952/54.

Girod, C.: Geschichte der Embryologie; in Sournia, Poulet, Martiny: Illustrierte Geschichte der Medizin, Bd. 5, Seite 1939-1987. Andeas&Andreas, Verlagsbuchhandlung, Salzburg 1982.

Kölliker, A.: Entwicklungsgeschichte des Menschen und der höheren Thiere. Engelmann, Leipzig 1881.

Leclainche, Emmanuel: Die Veterinärmedizin vom Mittelalter bis zum Ende des 18. Jahrhunderts; in Sournia, Poulet, Martiny: Illustrierte Geschichte der Medizin, Bd. 5, Seite 1779-1827. Andeas&Andreas, Verlagsbuchhandlung, Salzburg 1982.

LeDouarin, N. et G. Barq: Embryologie expérimentale. Sur l'utilisation des cellules de la caille japonaise comme „marqueurs biologiques en embryologie expérimentale. C. R. Sc. Paris 269, 1543-1546, 1969.

Schmaltz, R.: Atlas der Anatomie des Pferdes. 5. Teil: Der Kopf in topographischen- und Einzeldarstellungen. Verlag Richard Schoetz, Berlin, 1929.

Schneider, B.: Leben und Werk des Veterinäranatomen Eberhard Ackerknecht (1883-1968). Vet. Med. Diss. Leipzig 2001.

Seichert, V.: Application of the plastic linear marking method to mammalian embryos. Folia Morphologica XXI, 91-93, 1973.

Simoens, P. J. M.: Nomina Embryologica Veterinaria, 2nd edition 2006.

Sournia, Poulet, Martiny: Illustrierte Geschichte der Medizin, Bd. 5, Seite 1939-1987. Andeas&Andreas, Verlagsbuchhandlung, Salzburg 1982.

Vollmerhaus Bernd, Heide Roos, Sven Reese, Clemens Knospe: Kleine Chronik der Veterinäranatomie im deutschen Sprachraum. 2., korrigierte und ergänzte Auflage, Shaker Verlag Aachen 2009.

Vollmerhaus, B., H. Roos und S. Reese: Hugo Grau (1899-1984): Wanderjahre und Erfüllung eines Forscherlebens. Logos-Verlag Berlin 1999.

Vollmerhaus, B.: August Schummer (1902-1977): Veterinäranatom und Hochschullehrer, Wegbereiter einer neuzeitlichen Korrosionsanatomie. Logos-Verlag Berlin, 2002.

Von den Driesch, A.: Geschichte der Embryologie der Haustiere; in Rüsse, I., F. Sinowatz: Lehrbuch der Embryologie der Haustiere. 2. unveränderte Auflage, Parey Buchverlag, Berlin 1998, Seiten 11- 25.

Von den Driesch, Joris Peters: Geschichte der Tiermedizin. 2. Auflage, Schattauer, Stuttgart, New York 2003.

8 STICHWORTVERZEICHNIS

2. Weltkrieg 26
79. Versammlung 35
Abschaffung 38
Abwanderung 39
Ackerknechtes Organ 21
Amnion 8, 11
Anatomische Gesellschaft 34
Animalculisten 14
Antike 8
Apollon 9
Approbationsordung 31
Arthrasastra 9
Asbestsanierung 38
Athenatempel 10
Atmungstheorie 11
Basallamina 31
Berater 40
Blattlaus 15
Bressou 34
Carnegie-Sammlung 31
Chimärentechnik 31
Chorion 11
Corpus Hippokrcraticum 11
Doppelmißbildungen 11
EAVA 35
Eizelle 18
Eleatischen Schule 11
Elektronenmikroskopie 29
Eliteforschungsbereiche 38
Embryogenese 38
Embryon 8
Embryonalpharmakologie 35
Embryonengesetz 20
Embryotomie 11
Entwicklungsstadien 11
Epigenese 15
ersten Untersuchungen 7
Evolution 11

experimentelle Embryologie 29
experimentellen Embryologie 19
Fächerfusion 39
Feinstruktur 29
Froscheier 15
Furchung 19
Gebärmutter 11
Genetik 31
Genmanipulation 31
Göttingen 16
Griechenland 9
Großdepartments 38
Grundlagenforschung 41
Gründungskongreß 35
Hannover 35
Hastjajurweda 9
Herz 11
Herzentwicklung 31
Hirten 8
Histochemie 29
Historia animalium 11
Hochkulturen 7
Hochschule von Salerno 13
Hochschulreformen 40
Hoden 11
Homunculus 15
Hubrecht-Sammlung 31
Humanembryologie 20
Immunologie 29
Induktion 19
Induktionsstoffe 19
Jungfernzeugung 15
Kaiserschnitt 9
Karls-Universität-Prag 29
Keimbahn 19
Keimblatt 18
Keimscheiben 19
Klonierung 29

Klosterschulen 13
Lehrfächer 39
linearen Markierung 29
Magenentwicklung 31
Makroskopie 28
Mentruationsblut 11
mikroskopische Anatomie 29
Molekularbiologie 29
morphogenetische Felder 20
Münster 35
Neuberufungen 40
Neuroanatomie 28
NEV 35
Nomenklatur 28, 34
Nomenklaturkommissionen 35
Ontogenese 8
Ovisten 14
Paestum 10
Paläontologie 19
Panspermatismus 15
Phylogenese 8
Plazenta 10
Plazentation 23
Plazentologie 29
Polydaktylie 29
Präformation 14, 15
Präformationslehre 19
Präformationstheorie 19
Priester 7
Primitivstreifen 15
Pythagoreer 10
Röntgenanatomie 2
Sektionen 13
Sektionstabu 8
Somitenbildung 31
Spätantike 12, 13
Spermien 14
Stallmeistern 13
Stammzellforschung 35, 39
Stockholm 35
Studienreform 29
Stuttgarter Tierarzneischule 21
Sussdorfschen Raum 21

Süßwasserpolypen 15
Talmud 9
Teratogenese 20
Thalidomid 31
Tierarzneischule Hannover 16
Tierembryonen 13
Tierheilkunde 16
Tierpapyrus von Kahun 9
tissue und organ engineering 29
Überleitung 38
Ultraschallanatomie 28
Universitäten 13
Urzeugung 15
Uterus 11
vergleichende Anatomie 28
vergleichende Embryologie 13
Veterinärmedizin 16
Veterinärschulen 15
Viehseuchenkassen 16
Völkerwanderung 13
WAVA 35
Weden 9
Wiedervereinigung 38
Wien 35
Wissenschaftseinrichtungen 39
Zeitschrift 29
Zelldifferenzierung 29
Zellkultur 29
Zellkultur 29
Zellmanipulation 29
Zürich 39
Zusammenführung 38
Zytologie 29

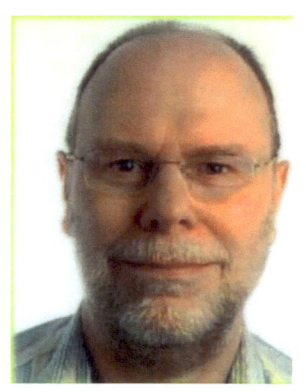

ÜBER DEN AUTOR

Studium der Chemie und Tiermedizin in Berlin, Fachtierarzt für Tieranatomie, seit 1988 Professor für Veterinär-Anatomie, -Histologie, und -Embryologie in Berlin, München, und den USA. Prüfer und Gutachter für diese Fächer, Mitglied bei verschiedenen Fachgesellschaften und Nomenklaturkommissionen. Forschungsschwerpunkt ist die embryonale Entwicklung. Dazu, neben anderen Untersuchungen, auch Forschungen bei der Schering-AG zu Prostaglandinanaloga, im Sonderforschungsbereich Embryonalpharmakologie der FU-Berlin zur Polydactylie, in Berlin auch als DFG-Projektleiter zur Magenentwicklung und als Gastprofessor an der Karlsuniversität Prag zur Halsentwicklung. Preisträger des Otto-Zietzschmann-Preises 1996 für die Förderung veterinärembryologischer Forschung. Wechselnde Mitgliedschaften im Institutsdirektorium, Departmentrat, Universitätssenat und verschiedenen Universitätsgremien und –kommissionen, Gutachter und Mitherausgeber verschiedener wissenschaftlicher Fachzeitschriften.

www.ingramcontent.com/pod-product-compliance
Lightning Source LLC
Chambersburg PA
CBHW040816200526
45159CB00024B/2994